U0259533

全媒体"健康传播"系列丛书

新生
解密白血病

江西科学技术出版社

江西·南昌

图书在版编目（CIP）数据

新生：解密白血病 / 双跃荣主编 . -- 南昌：江西
科学技术出版社，2019.9
　　ISBN 978-7-5390-6831-2

Ⅰ.①新⋯ Ⅱ.①双⋯ Ⅲ.①白血病—诊疗—指南
Ⅳ.① R733.7-62

中国版本图书馆 CIP 数据核字（2019）第 117338 号

国际互联网（Internet）地址： http：//www.jxkjcbs.com
选题序号： ZK2018573
图书代码： D19003-101

新生：解密白血病　　　　　　　　　　　　双跃荣　主编
XINSHENG : JIEMI BAIXUEBING

出版发行/ 江西科学技术出版社
社址/ 南昌市蓼洲街 2 号附 1 号
邮编/ 330009
电话/ 0791-86623491
印刷/ 雅昌文化（集团）有限公司
经销/ 各地新华书店
开本/ 889mm×1194mm　1/32
印张/ 4.625
字数/ 75 千字
版次/ 2019 年 9 月第 1 版　2019 年 9 月第 1 次印刷
书号/ ISBN 978-7-5390-6831-2
定价/ 36.00 元

赣版权登字 -03-2019-191

加入"白血病教育圈"
不再"谈癌色变"！

　　我国白血病的发病率为2.76/10万，随着环境污染加速、饮食结构改变等因素，发病率逐年上升。白血病正严重威胁我国人民健康和生命。因此，为了帮助白血病患者及家属科学地认识白血病，做到早预防、早诊断、早治疗，我们准备了如下学习资料：

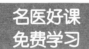

**名医好课
免费学习**

微信扫一扫
白血病线上资源享不停

专家直播 HOT

专家直播教你
如何正确面对白血病

视频资源

白血病知识讲座
在线看

名医文章

名医好文章
免费分享

丛书编委会

编委会主任 丁晓群

编委会副主任 曾传美　王金林　朱烈滨　谢光华　龚建平
李晓琼　万筱明

编委会委员（按姓氏笔画排序）

朱　琏　张保华　罗礼生　钭方芳　敖力勋　聂冬平　曾向华
温晓明　谭友文　操秋阳

本书编写组

主　编

双跃荣　江西省肿瘤医院淋巴血液肿瘤科　主任医师

副主编

李午平　江西省肿瘤医院淋巴血液肿瘤科　主任医师
陈建祥　江西省肿瘤医院淋巴血液肿瘤科　主任医师
吴耀华　江西省肿瘤医院淋巴血液肿瘤科　副主任医师
杨桂梅　江西省肿瘤医院淋巴血液肿瘤科　副主任护师
黄　燕　江西省肿瘤医院淋巴血液肿瘤科　副主任医师

编　者

宋相祥　江西省肿瘤医院淋巴血液肿瘤科　主治医师
张伟明　江西省肿瘤医院淋巴血液肿瘤科　住院医师
钟　幸　江西省肿瘤医院淋巴血液肿瘤科　主治医师
钟　赟　江西省肿瘤医院淋巴血液肿瘤科　主治医师
敖　琪　江西省肿瘤医院淋巴血液肿瘤科　护师

序 言
PREFACE

　　春风化雨，征程万里。党的十八大以来，以习近平同志为核心的党中央坚持把人民健康放在优先发展的战略位置，提出"没有全民健康，就没有全面小康""要做身体健康的民族"，从经济社会发展全局统筹谋划加快实施"健康中国"战略。实施健康中国行动，提升全民健康素质，功在日常，利国利民。2019年7月，国家层面出台了《关于实施健康中国行动的意见》《健康中国行动（2019—2030年）》，从干预健康影响因素、维护全生命周期健康和防控重大疾病等三方面提出实施15项专项行动。

　　江西省委、省政府历来高度重视人民健康，积极出台实施《"健康江西2030"规划纲要》，加快推进"健康江西"建设，全省卫生健康领域改革与发展成效显著，医疗卫生服务体系日益健全，人民群众健康水平和健康素养持续提高。我省积极响应健康中国行动号召，加快推进健康江西行动，更加精准对接群众健康需求，全方位全周期保障人民健康，为共绘新时代江西改革发展新画卷筑牢坚实健康基础。

江西省卫生健康委员会与江西省出版集团公司共同打造的"健康江西"全媒体出版项目，包括图书出版和健康教育平台，内容涵盖健康政策解读、健康生活、中医中药、重大疾病防治、医学人文故事、卫生健康文化、医企管理等内容。《全媒体"健康传播"系列丛书》是"健康江西"全媒体出版项目中一套优秀的、创新的健康科普读物，由相关领域的医学专家潜心编写，集科学性、实用性和可读性于一体。同时推出"体验式"及"参与式"模式，实现出版社、专家、读者有效衔接互动，更好地为读者服务。

读书与健康生活相伴，对人民群众全生命周期的健康呵护与"健康江西"全媒体形式的结合，堪称健康理念、健康知识、健康方法、健康养成系统化传播全新的尝试，理应受到广大读者的喜爱，尤其希望从中获取更多有益的信息、健康的妙招、管理的智慧和生命的力量。

江西省卫生健康委党组书记、主任

2019 年 8 月 20 日

前 言
FOREWORDS

　　白血病是严重威胁人类健康的血液系统恶性肿瘤，在不同年龄段均可发生，是儿童、青少年最常见的恶性肿瘤。我国白血病的发病率为 2.76/10 万，随着环境污染加重、饮食结构改变等因素，发病率逐年上升。然而值得欣慰的是，死亡率逐年下降，这得益于医学技术的迅速发展及医疗水平的提高。近年来血液肿瘤学发展迅速，借助基础研究的技术和方法，对各类白血病的发病机制有了较深入的研究，白血病诊疗新技术、新药物层出不穷，改进了甚至改变了白血病的诊断及治疗模式。现在，白血病治疗也逐步进入精准治疗、生物免疫治疗时代。

　　白血病按照病变细胞系列、分化程度可分为不同类型，各种类型的白血病临床表现不尽相同，治疗方案没有千篇一律，疗效预后各有差异。部分类型白血病（如儿童急性淋巴细胞白血病、急性早幼粒细胞白血病等）治愈率可达 90% 以上，慢性白血病（如慢性粒细胞白血病、慢性淋巴细胞白血病等）通过药物治疗可以获得长期的无病生存，白血病不再是不治之症。白血病发病具有一定的特征性症状，如发热、出血、贫血等，而且病情进展迅速，因此当怀疑患白血病时要尽早诊断、治疗、控制疾病，才可达到治愈的目的。白血病治疗需要较长时间，白血病患者的日常护理、心理康复也十分必要，有效的护理措施往往可以避免许多并发症的发生，提高患者疗效和生活质量。

目前，由于医学知识欠缺、科普不到位、电视剧剧情套路误导等，普通百姓对白血病是谈癌色变、避之不及和不甚了解。为此，我们特别编写了这本书，全面介绍白血病相关知识。参与本书编写的是淋巴血液肿瘤科经验丰富的医疗及护理工作者，各章节有相应负责人，他们在百忙工作中不辞辛苦，几易其稿，通过大家的努力方能及时出版。本书从白血病的基础知识、看病须知、需要做的检查、治疗的方案、毒副反应、护理、随访、心理咨询等方面进行详细介绍，目的在于用尽量通俗、生动的文字，为广大读者完整还原白血病发生、发展、治疗、结局的全过程，传递实用的白血病科普知识，让读者能一目了然、印象深刻。

本书为科普用书，方便广大普通百姓在生活中阅读和参考，当然书中仍可能存在不少缺憾，望广大读者不吝赐教，不断对本书进行修正和完善。借此，我们呼吁广大读者，当身体发出疑似白血病信号的时候，请不要着急、害怕、无助，也不要迷信偏方，要相信科学、相信医学，进行正规的诊断和治疗，把握住治愈的机会！

目 录
CONTENTS

你需要了解的白血病基础知识

白血病看病不犯难

早治疗早康复

白血病的预后及护理

你需要了解的白血病基础知识

什么是白血病

在了解白血病前，我们需要先了解一下骨髓的造血过程和血细胞的功能。骨髓是造血的主要场所，造血干细胞是所有血细胞的起源，造血干细胞存在于骨髓中，骨髓中的造血干细胞经过分化逐渐发育为成熟的不同类型的血细胞，再从骨髓中释放进入外周血液中。血液中的血细胞主要包括三类：红细胞、白细胞、血小板，这三类细胞在我们人体中和谐共处并各司其职，红细胞的主要功能是运送氧，白细胞负责免疫防御感染，而血小板则参与止血过程。正常人体的血细胞维持数量相对恒定。红细胞减少可导致贫血、缺氧、容易疲劳；正常白细胞减少，可导致免疫力下降，容易感染；血小板减少，则皮肤容易出现瘀青、出血点，稍有外伤，就容易血流不止。

白血病俗称"血癌"，是骨髓造血干细胞恶性增殖的一类疾病。白血病细胞增殖失控，分化及凋亡受阻，导致本该正常发育的细胞未发育成熟,停滞在幼稚的阶段。这种幼稚细胞(白血病细胞）在骨髓中大量增生，影响了正常的造血功能，正常成熟的血细胞减少，从而导致患者出现一系列的症状，如贫血（红细胞减少）、感染（正常白细胞减少）、出血（血小板减少）。我们简单地举个例子，骨髓就好比是庄稼地，白血病细胞就好比是杂草，正常的造血细胞就好比是水稻，因为种种原因，庄稼地里的杂草不受控制疯狂的生长，占据了原本属于水稻的生长空间，水稻就不能正常的生长了，这样种出来的稻子就少之又少了。骨髓中这种大量异常增生的白血病细胞会释放到外周血液中，导致外周血中幼稚白细胞增多（这种白细胞是白血病

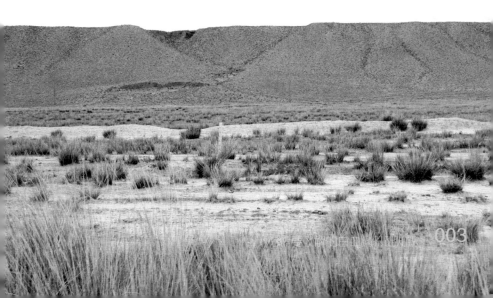

细胞，无免疫功能）。同时，白血病细胞也能浸润其他器官和组织，比如肝脏、脾脏、骨骼、淋巴结，从而出现相应的症状，如肝脾肿大、骨骼疼痛、淋巴结肿大。

很多患者"谈癌色变"，认为"血癌"是绝症，一旦诊断为白血病，就认为被判了死刑，感到绝望。实际上，随着医疗技术的飞速发展，很多新药、新技术问世，白血病不再是不治之症，只要早期发现、及时治疗，部分白血病患者可以取得满意的疗效，甚至可以治愈。如果不幸罹患白血病，我们也不要过于悲观，要对白血病有一定的了解和一个正确的认识。这样我们才能够正视疾病，树立战胜疾病的信心，更好地配合医生治疗，顽强地与病魔做斗争，让生命之花重新绽放。

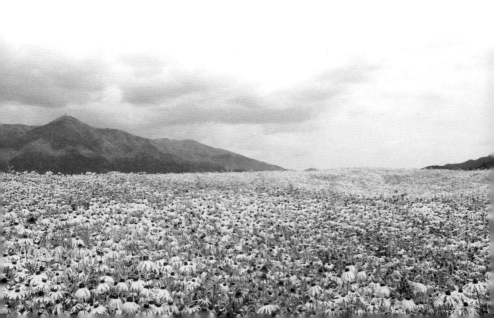

白血病的发病情况

高发人群

急性白血病的高发人群为儿童及 35 岁以下成人，慢性白血病的高发人群为中老年。

发病率

我国白血病发病率约为 2.76/10 万，在恶性肿瘤致死率排名中，白血病在男性中居第 6 位，在女性中居第 8 位。我国急性白血病比慢性白血病多见（约 5.5∶1），其中急性髓细胞白血病发病率最高（1.62/10 万），其后依次为急性淋巴细胞白血病（0.69/10 万），慢性粒细胞白血病（0.36/10 万），慢性淋巴细胞白血病少见（0.05/10 万），男性发病率略高于女性（1.81 : 1）。成人患上的急性白血病以急性髓细胞白血病多见，儿童以急性淋巴细胞白血病多见。慢性粒细胞白血病发病率随年龄增长而逐渐升高，慢性淋巴细胞白血病在 50 岁以后发病率才明显增高。我国白血病发病率与亚洲其他国家相近，低于欧美国家。

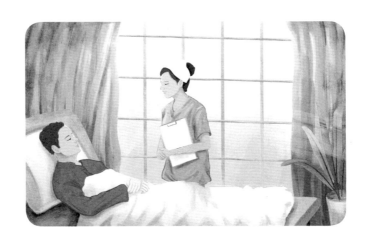

人类白血病的病因尚不完全清楚，目前认为与生物因素、物理因素、化学因素、遗传因素等有密切的关系。

发病原因

生物因素　主要是病毒感染和免疫功能异常，如成人 T 细胞白血病／淋巴瘤可由人类 T 淋巴细胞病毒Ⅰ型（HTLV–Ⅰ）感染所致。

物理因素　包括 X 射线、γ 射线等电离辐射。人一次大量或多次少量地接触电离辐射可能会导致白血病。日本广岛、长崎受核辐射的侵袭，患白血病的人数相对增加。但需要说明的是，我们到医院拍 X 线片、CT 片，辐射剂量非常小，一般不会引起白血病。

化学因素　长期接触苯以及含有苯的有机溶剂与白血病的发生有关。早年制鞋工人（接触含苯胶水）的发病率高于正常人群3~20倍。有些药物可损伤造血细胞引起白血病，如氯霉素、保泰松所致造血功能损伤者，发生白血病的危险性显著增高；乙双吗啉具有极强的致染色体畸变和致白血病的作用，与白血病发生有明显关系；抗肿瘤药物中烷化剂和拓扑异构酶Ⅱ抑制剂被公认为有致白血病的作用。

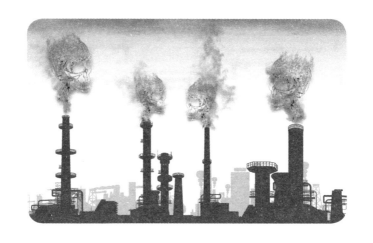

遗传因素　白血病不属于遗传性疾病，不会直接把疾病传给后代，但白血病在某些家庭有聚集性。对于单卵孪生子，如果一个人发生白血病，另一个人的发病率为1/5，比双卵孪生者高12倍。对于唐氏综合征患者，其白血病发病率达50/10

万，比正常人群高 20 多倍；先天性再生障碍性贫血、先天性免疫球蛋白缺乏症的患者，患白血病的概率明显增高。

其他血液病　某些血液病最终可能发展为白血病，如骨髓增生异常综合征、淋巴瘤、多发性骨髓瘤、阵发性睡眠性血红蛋白尿等。

高危人群

哪类人群容易患白血病？目前认为以下人群属高危人群，患白血病的概率可能高于普通人。

近亲结婚所生子女　近亲结婚的后代易发生染色体变异，遗传性疾病的发病率比非近亲结婚的后代高出 150 倍，更容易患白血病。

与化学药物、毒物接触的人群　生活在油田、化工厂附近或长期接触化工制剂的人群更易患病。

与汽油长期接触的人群　汽车驾驶员与长期接触含苯的汽油者，患白血病的概率更高。

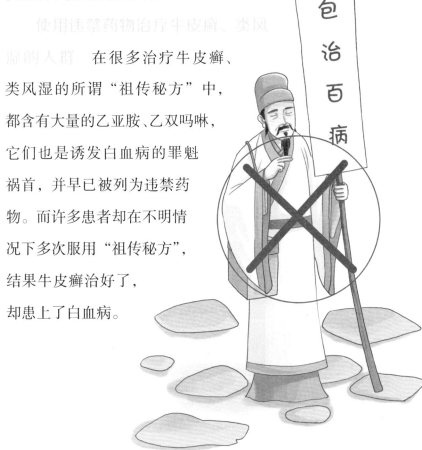

长期接触染发剂的人群　在临床上经常发现白血病患者有长期染发史。因此，人们在追求染发美观时尚的同时，也应防止有害染发材料被身体吸收，特别是儿童、老年人与怀孕妇女更应该注意减少使用或不使用染发材料。

使用违禁药物治疗牛皮癣、类风湿的人群　在很多治疗牛皮癣、类风湿的所谓"祖传秘方"中，都含有大量的乙亚胺、乙双吗啉，它们也是诱发白血病的罪魁祸首，并早已被列为违禁药物。而许多患者却在不明情况下多次服用"祖传秘方"，结果牛皮癣治好了，却患上了白血病。

包治百病

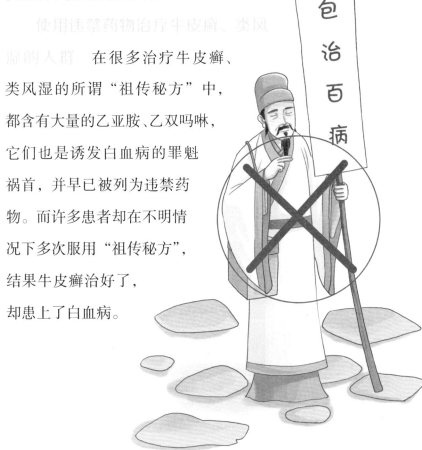

在中毒入装修与室内空气污染的人群 据检测，装修所用的材料，如密度板、胶合板、刨花板、复合地板、大芯板及各种乳胶漆等，绝大部分都含有化学合成物质，这些物质可逐渐释放出有毒气体甲醛、苯、氨、氡等。而人长期生活在装修污染的室内环境或车内环境里，容易诱发血液病。因此，室内装修在追求豪华舒适的同时也要注意环保，采用绿色环保不含苯的涂料，以及在装修完成后让房间充分通风 1~2 个月再入住。还应特别注意的是，机动车内的翻新装修，要长期开窗，挥发尽有害气体后方可使用。

曾因某些特殊需要或意外事故而受到辐射的人群 一些肿瘤或其他疾病患者进行 X 射线或 γ 射线照射等放射治疗后也可能诱发白血病。部分辐射事故（如二战日本原子弹爆炸后大量核辐射）的受害者经过几年的潜伏期后往往会出现各种血液病症状。

长期大量吸烟与心情压抑的人群 长期大量吸烟对身体绝对有害处，会影响身体的各项指标，长期主动或被动吸烟更会引起各种疾病。长期抑郁等心理疾病也是造成血液病的元凶。

有不健康饮食习惯的人群 经常食用含致癌物亚硝胺类

的腌熏烧烤食物也可引起白血病。

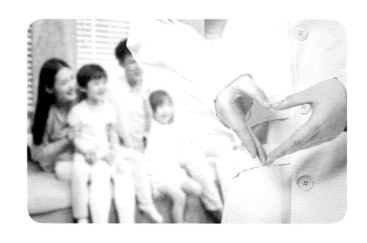

　　在日常生活中，我们应避免长期接触有害物质，避免接触过多的 X 射线或其他有害的电离辐射，避免长期使用或滥用某些药物，还需注意饮食卫生，合理饮食，少吃腌菜、熏烤、油炸的食物，多吃新鲜的蔬菜水果，不抽烟少喝酒，保证心情愉悦，增强体质，以抵御疾病的侵袭。如果是高危人群则应做好定期检查工作，特别注意白血病的早期症状和信号，做到早发现早治疗。

与白血病相关的血液病

贫血

贫血是指外周血中单位容积内血红蛋白浓度（Hb）、红细胞计数（RBC）和（或）血细胞比容（HCT）低于相同年龄、性别和地区的正常标准。一般认为在平原地区，成年男性 Hb<120g/L、RBC<4.5×10^{12}/L 及（或）HCT<0.42；成年女性 Hb<110g/L、RBC<4.0×10^{12}/L 及（或）HCT<0.37 就可诊断为贫血。1972 年，世界卫生组织制订的诊断标准认为在海平面地区 Hb 低于下述水平可诊断为贫血：6 个月 ~6 岁儿童 110g/L，6~14 岁儿童 120g/L，成年男性 130g/L，成年女性 120g/L，孕妇 110g/L。贫血的临床症状和体征表现如下：

一般表现：疲乏、困倦、软弱无力是贫血最常见和最早出现的症状，皮肤黏膜苍白是贫血的主要体征，一般以观察牙床、口腔黏膜、睑结膜及舌质较为可靠

心血管系统表现：活动后心悸、气短最为常见

中枢神经系统表现：可出现头痛、头晕、目眩、耳鸣、注意力不集中、嗜睡等症状。小儿贫血时可哭闹不安、躁动甚至影响智力发育

消化系统表现：食欲减退、腹胀、恶心等症状较为常见

生殖系统表现：女性贫血患者月经失调较为常见，如闭经或月经过多

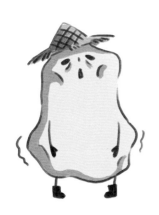

贫血是白血病的常见症状，但在日常生活中其他原因也可引起贫血，如痔疮出血、消化道溃疡出血、月经过量等失血所引起的缺铁性贫血，偏食等原因也会引起营养缺乏性贫血。因此，如果出现了贫血症状，须到医院检查以明确贫血的病因。

白细胞增多

白细胞是血液中一类细胞的总称，主要包括单核细胞、淋巴细胞、中性粒细胞。白细胞的正常值是（4~10）× 10^9/L，高于这个范围称为白细胞增多。白血病患者外周血中白细胞常增多，但其他原因也会引起白细胞增多，须加以鉴别。

许多生理刺激可以引起白细胞总数增加。比如剧烈运动，体力劳动，冬季长时间暴露于冷空气后，饱餐、淋浴后。生理性白细胞数增高还见于月经期、排卵期，情绪紧张、饥饿、低血糖等。但生理性白细胞数增多是暂时的，去除影响因素后很快恢复正常。

感染时白细胞也可增多，如某些细菌感染，尤其是葡萄球菌、链球菌、肺炎球菌、脑膜炎球菌感染等；某些病毒感染，如脊髓灰质炎、麻疹、水痘病毒、狂犬病病毒感染等；立克次体、钩端螺旋体感染，梅毒等；真菌，如放线菌感染等。

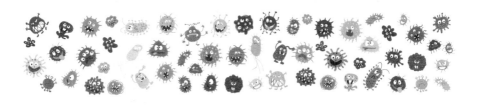

白细胞减少

白细胞减少症指外周血液中白细胞计数持续 $<4.0 \times 10^9/L$，常以无力、心悸、头晕、四肢酸软等为主要表现。引起白细胞减少的病因有很多，包括细菌、病毒感染，药物因素（如化疗药物及丙硫氧嘧啶等抗甲状腺药物），结缔组织病（系统性红斑狼疮、类风湿性关节炎、干燥综合征等），消化系统疾病（脾功能亢进、肝炎等），以及血液系统疾病（恶性血液病、再生障碍性贫血、巨幼细胞性贫血、阵发性睡眠性血红蛋白尿症等）。部分白血病患者起病时也可表现为外周血中白细胞减少，需注意鉴别。

血小板减少

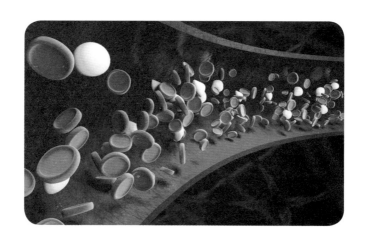

血小板减少是指外周血液中血小板数量低于 $100 \times 10^9/L$。通常情况下，血小板 $<50 \times 10^9/L$ 时，即存在皮肤、黏膜出血的危险性；血小板 $<20 \times 10^9/L$ 时，有自发性出血的高度危险性；血小板 $<10 \times 10^9/L$ 时则有极高度危险性。血小板减少也是白血病患者的一个表现，但需排除其他一些原因造成的血小板减少，如妊娠、感染、药物、特发性血小板减少性紫癜等。

白血病细胞在骨髓和其他造血组织中会大量增生积聚并浸润其他器官和组织，同时使正常造血受抑制，临床表现为贫血、出血、感染及各器官浸润症状。白血病分为急性和慢性两大类，其临床早期症状各有不同。

急性白血病

急性白血病根据细胞起源不同分为急性髓系白血病和急性淋巴细胞白血病。急性白血病多起病急骤，常见的首发症状包括发热、贫血、显著的出血倾向或骨关节疼痛等。

发热 是白血病最常见的症状之一，可表现为持续或反复的发热，可为38℃以下的低热或39℃以上的高热，伴有畏寒、出汗等。虽然白血病本身可以引起发热，但高热往往提示有继发感染。在临床上，我们发现许多患者来就诊时往往已反复不规则地发热了较长时间，服用退烧药后体温能降至正常，但过不了多久又开始发热，而且发热的同时往往伴有鼻塞、流涕、咳嗽等症状，这些早期的症状与感冒非常相似，很容易把他们误认为是流感或普通感冒，从而当感冒处理，延误就诊时机。如果你发现自己或家人出现了反复发热或者是反复的感冒症状，持续时间较长，须引起重视，应立即就医，不能心存侥幸认为吃点退烧药或感冒药就能好。

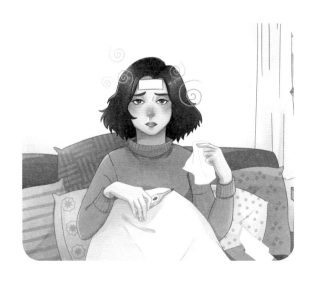

感染　感染可发生在各个部位，以口腔炎、牙龈炎、咽峡炎最常见，肺部感染、肛周炎、扁桃体炎、肛周脓肿等也较常见，严重者可发生败血症、脓毒血症等。细菌为最常见的致病菌，长期应用抗生素者，可出现真菌感染，因伴有免疫功能缺陷，可有病毒感染，如带状疱疹等。白血病患者免疫力下降，很容易受到感染，感染一旦发生，往往比较严重，持续时间较长。因此，如果发现感染，应立即就医治疗，如果感染不及时控制，可能会出现感染性休克从而危及生命。

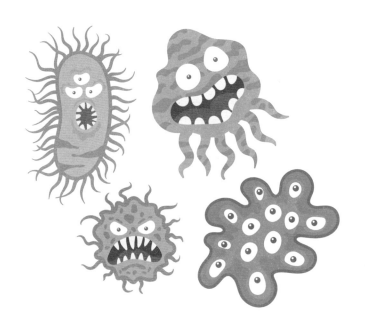

出血　出血可发生在全身各个部位，以皮肤瘀点、瘀斑、鼻出血、牙龈出血最常见，女性月经过多也较常见。也可有眼底出血、耳内出血和颅内、消化道、呼吸道出血甚至内脏大出血。当你的皮肤很容易或经常出现瘀青、瘀斑、出血点（皮肤上细小的红点，压下去不会褪色），经常性牙龈出血、流鼻血、口腔血泡等，须警惕白血病的可能。视网膜模糊往往提示患者有眼底出血，解黑便或血便提示消化道出血，咳血痰或者咯血提示呼吸道出血，剧烈的头痛伴恶心、呕吐甚至昏迷往往提示患者有颅内出血。所以，出现以上情况时应及时去医院就诊。对于女性来说，突然出现月经量明显过多时，须引起重视，有可能是白血病的症状。白血病患者极易自发性出血，而一旦出现

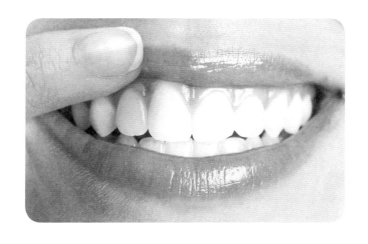

磕碰的情况，就更容易出血，病情凶险甚至可能因大出血而死亡。因此，一旦发现有出血倾向，须立即就医，不能耽搁，但是也不必过于恐慌，要保持镇定，尽量卧床休息，减少不必要的活动，避免碰撞。

贫血　患者往往面色苍白，容易出现疲劳、头晕、乏力、耳鸣、胸闷、心慌、气短等症状，尤其是运动后这些症状可明显加重。很多患者就诊时无自觉症状，经常是周围的人发现患者脸色苍白，患者才来医院就诊。

骨和关节疼痛　白血病细胞浸润骨和骨膜引起的疼痛，可为肢体或背部弥漫性疼痛，也可局限于关节痛，常导致行动困难。超过 1/3 的患者可有胸骨压痛。

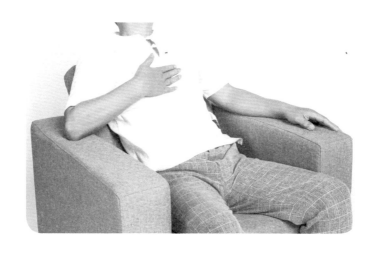

肝脾和淋巴结肿大 以轻、中度肝脾肿大为多见，急性淋巴细胞白血病比急性髓细胞白血病更容易出现肝脾和淋巴结的肿大，慢性白血病比急性白血病脾脏肿大更为常见，程度也更明显。淋巴结肿大是白血病的一个症状，当你在自己的颌下、颈部、腋下或腹股沟处摸到了包块，而且是无痛的包块时，须引起重视。有一些白血病患者会出现脾脏肿大的症状，如腹部胀痛不适，肿大的脾脏还会压迫周围区域带来身体左侧不适或疼痛。

眼部 粒细胞白血病形成的粒细胞肉瘤或称绿色瘤常累及骨膜，以眼眶部位最常见，可引起眼球突出、复视或失明。

口腔和皮肤 急性粒单细胞白血病，白血病细胞浸润可使牙龈增生、肿胀；可出现蓝灰色斑丘疹或皮肤粒细胞肉瘤，局部皮肤隆起、变硬，呈紫蓝色皮肤结节。

中枢神经系统 由于化疗药物难以通过血脑屏障，隐藏在中枢神经系统的白血病细胞不能被有效杀灭，因而引起中枢神经系统白血病。中枢神经系统白血病可发生在疾病各个时期，最常发生在缓解期，以急性淋巴细胞白血病最常见，儿童患者尤其易出现中枢神经系统白血病。患者可有头痛、呕吐、视物模糊、颈项强直，甚至抽搐、昏迷等颅内压增高的典型表现，这类患者病情往往严重。

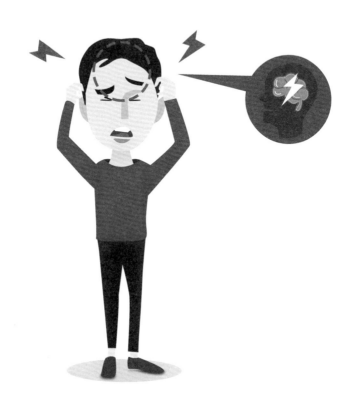

其他组织和器官浸润　　睾丸浸润多见于急性淋巴细胞白血病化疗缓解后的幼儿或青年，表现为单侧或双侧睾丸的无痛性肿大，质地坚硬无触痛。白血病浸润还可累及肺、胸膜、肾、消化道、心、脑、子宫、卵巢、乳房、腮腺等各种组织和器官，

并表现相应脏器的功能障碍。

慢性白血病

慢性白血病分为慢性粒细胞白血病（CML）、慢性淋巴细胞白血病（CLL）及某些少见类型的白血病。慢性白血病起病缓慢，病情逐渐进展。

慢性粒细胞白血病　各种年龄均可发病，以中年最多见，男性略多于女性。起病缓慢，早期常无自觉症状，多因健康检查或因其他疾病就医时才发现血常规异常或脾肿大而确诊。随着病情的发展，可出现乏力、低热、多汗或盗汗、体重减轻等新陈代谢亢进的表现。由于脾肿大而感左上腹坠胀、食后饱胀等症状。检查时最为突出的症状是脾肿大，往往就医时已达脐平面或脐以下，质地坚实、平滑，无压痛。如是发生脾梗死则压痛明显。治疗后病情缓解时，脾往往缩小，但病变发展会再度增大，约半数患者有脾肿大。当白细胞显著增高时可有眼底静脉充血及出血。白细胞极度增高时可发生白细胞淤滞综合征，表现为呼吸窘迫、头晕、言语不清、中枢神经系统出血、阴茎异常勃起等表现。慢性期一般为1~4年，以后逐渐进入到加速期，迅速出现贫血及更多症状，然后很快进入急变期，可以急变为急性髓细胞白血病或者急性淋巴细胞白血病，临床表现与急性白血病完全一样，治疗效果和预后则比原发性急性白血病更差。

慢性淋巴细胞白血病　患者多系老年人，男性略多于女性。90% 的患者在 50 岁以上发病。起病十分缓慢，往往无自觉症状。许多患者因其他疾病至医院就诊，才被确诊。早期症状可能有乏力疲倦，后期出现食欲减退、消瘦、低热、盗汗及贫血等症状。淋巴结肿大常首先引起患者注意，以颈部、腋部、腹股沟等处淋巴结肿大为主。50%~70% 的患者有轻至中度脾大。晚期患者可出现贫血、血小板减少、皮肤黏膜紫癜等。

白血病看病不犯难

选择一家合适的医院

白血病就是我们血中的细胞癌变了，俗称"血癌"。最容易出现贫血、发热、出血等不舒服症状；还可能出现头昏、头痛、耳鸣、骨痛、腹部疼痛、关节痛、恶心、呕吐、抽搐、大小便失禁、昏迷等症状。

当您或者周围人疑似或者已经确诊罹患白血病时，请不要着急、害怕，也不要迷信偏方，请记住患白血病不是您本人的错误，不是家族的错误，也不是您不道德。不要反复想"我活在世上如此循规蹈矩，遵纪守法，尊敬领导，团结同事，孝敬父母，如此善良，为什么让我患白血病？"这样的想法只会带来三种心理结果：一是忿忿不平，认为社会对自己不公平；二是无限内疚，像祥林嫂那样，认定自己或者家人一定做了什么恶事，违背公序良俗；三是极度悔恨，整天沉浸在后悔中：我应该更加善良一些，对人应该更好一点，不然怎么会得此重病，生活变得如此黑暗。这就是俗称的"钻牛角尖"。实际上，白血病的发病原因至今仍未查明，只知道它是环境因素、生活方式、遗传因素等共同作用的结果。人是否得病与人性善恶没有任何关系，并不是善人就不患病，也不是恶人就一定患病。人的生命与人性善恶同样没有任何关系。确诊或怀疑白血病时，您要相信科学，相信医学。接下来，我们将为您解答发现白血病征象时，您应该怎么做？

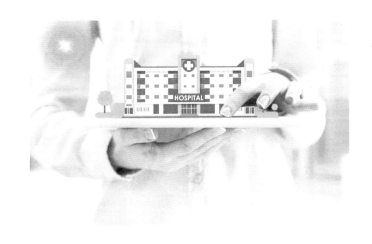

当你发现白血病症状时，首先需要尽快到大型综合三级甲等医院或者肿瘤专科医院血液肿瘤科就诊，正确选择医院是诊治白血病的首要任务。

可能会接受的相关检查

当您到了医院，接诊医生怀疑您可能罹患白血病时，为了明确诊断疾病和明确疾病严重程度，医生将会为您安排病史采集、体格检查、血液检查、影像检查等。

病史采集

接诊专科医生会详细收集您与疾病相关的症状和体征，如是否头晕、乏力、发热、皮肤出血等，是否治疗过。关心您的健康状况，如是否曾患过血液疾病（如再生障碍性贫血、骨髓增生异常综合征、传染性单核细胞增多症、原发性血小板减少性紫癜及类白血病反应等），是否患慢性病（如高血压、糖尿病、心脏病等）、传染病（如肝炎、结核等）。记录您的服药详细情况，如药名、剂量、次数与时间；了解您家族中的肿瘤性及遗传性疾病；询问您是否有放射线、特殊化学物质接触史；还会询问您的生活习惯，如是否有饮酒、偏食、运动等。认真详细的病史采集是病情诊断的前提要素，请您务必对医生据实说出自己的情况。

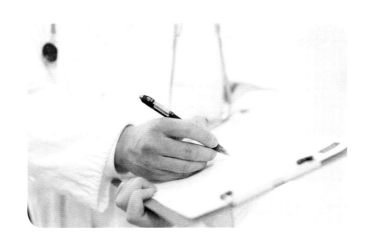

体格检查

体格检查是全身各系统的检查，医生通过视诊、触诊、叩诊、听诊初步了解全身各系统的功能状况，及时发现疾病相关的症状体征，帮助疾病诊断。例如，测体温了解您有无发热；查看眼睑及指甲检查有无贫血；触摸区域淋巴结了解有无淋巴结肿大；叩击胸骨中下段看有无压痛；听诊肺部呼吸音判断有无感染等。

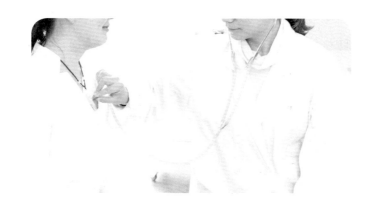

血液学检查

血常规　血常规是一种常规检查，就是从手指或手臂抽取少量的血液，检测红细胞、血红蛋白、白细胞和血小板的数量。通常情况下，正常人体血液中各种细胞成分是在一定范围内稳定波动的，当某种或者多种细胞数量或者功能上发生异常改变，便会出现不同的临床症状。例如红细胞或血红蛋白值过低，就被称为贫血；白细胞低可能会增加感染风险，异常增高可能是感染征兆，也可能是白血病所致；血小板过低可能会有出血危险。通常情况下，白血病患者都会存在一种或多种细胞指标异常，其根本原因是白血病肿瘤细胞在骨髓中无限制生长，并且影响正常骨髓造血细胞生长，导致骨髓正常造血功能衰竭。

红细胞计数和血红蛋白值可以测量红细胞的携氧能力。男性的血红蛋白正常范围值为120~160g/L，而女性为110~150g/L。只要血红蛋白百分比维持在100g/L以上，大多数人不会出现任何不适症状。如果血红蛋白值过低，就被称为贫血。贫血患者可能出现头昏、耳鸣、全身乏力，当血红蛋白重度减少时（< 60g/L），容易出现胸闷、气促、心跳加速，此时应及时住院输血治疗。

白细胞与身体抵抗感染的能力有关。白细胞正常值是（4.0~10.0）× 10^9/L。白细胞计数过低可能会增加感染风险，您可以注意观察感染征兆，如发热、鼻塞、咽痛、咳嗽等，当白细胞计数严重减少（< 1.0 × 10^9/L），极易发生严重感染，应及时住院治疗。白细胞计数增加可能已经发生感染，或是由于白血病病情加重了，也应该尽快住院治疗。

血小板主要是帮助血液凝结的因子。血小板计数正常值为（100~300）× 10^9/L。血小板数量 > 50 × 10^9/L 时仍可以保持正常凝血功能，当 < 50 × 10^9/L 时凝血时间会延长，如抽血后按压止血时间延长、针眼周围出现瘀斑等。当血小板数量低于

$20 \times 10^9/L$ 时，可能会有自发性出血危险，如皮肤出血点、鼻腔出血、脑血管破裂出血等。当血小板数量低于 $10 \times 10^9/L$ 时自发性出血风险极大，须输注血小板治疗。

江西省第二人民医院
江西省肿瘤医院血细胞检验报告单

姓　名：　　　病历号：　　　　送检医师：　　　　样本号：0375
科　别：门诊　性　别：女　　　标本种类：全血　　流水号：
床　号：　　　年　龄：56岁　　备　注：

中文名称	结果	单位	参考值	中文名称	结果	单位	参考值
白细胞数目	4.1	10^9/L	3.5–9.5	红细胞压积	40.7	%	32–48
淋巴细胞数目	2.25	10^9/L	0.6–4.1	平均细胞体积	94.9	fL	80–99
中性粒细胞数目	2.66	10^9/L	2–7.8	平均红细胞血红蛋白	33.3	Pg	26–32
嗜碱性粒细胞数目	0.01 ↓	10^9/L	0.02–0.50	平均红细胞血红蛋白浓度	351	g/L	320–360
单核细胞数目	0.07	10^9/L	0.00–0.10	红细胞分布宽度变异系数	13.2	%	11.5–14.5
嗜酸性粒细胞数目	0.02	10^9/L	0.02–0.5	红细胞分布宽度标准差	45.1	fL	35–56
中性粒细胞百分比	64.9	%	50–70	血小板数目	123	10^9/L fL	100–300
淋巴细胞百分比	32.7	%	20–40	平均血小板体积	12.6		7.4–10.4
嗜酸性粒细胞百分比	0.5	%	0.5–5.0	血小板分布宽度	16.4	%	15–17
嗜碱性粒细胞百分比	0.2	%	0.0–1.0	血小板压积	0.15		0.108–0.282
单核细胞百分比	1.7	%	3.0–8.0	异常红细胞形态检查	未见异常		
红细胞数目	4.29	10^9/L	3.5–5.5	异常白细胞形态检查	未见异常		
血红蛋白	143	g/L	110–160				

生化系列　　生化系列是指利用实验室仪器检测血液中各个系统（肝脏、肾脏、心脏、免疫等）的生物活性分子（各种离子、糖类、脂类、蛋白质、酶和机体的多种代谢产物）的含量。从指标高低水平客观评估患者心、肝、肾功能及营养状况，根据这些指标是否正常，可以直接或间接为医生提供诊断与治

疗依据，判断是否与白血病相关或者由机体其他疾病所致。此外，某些指标与白血病肿瘤细胞代谢密切相关，例如乳酸脱氢酶及尿酸有助于评估白血病患者的肿瘤负荷和化疗后肿瘤的缓解程度。

江西省第二人民医院
江西省肿瘤医院生化检验报告单

姓 名：		病历号：		送检医师：		样本号：0281	
科 别：门诊		性 别：女		标本种类：血清		流水号：	
床 号：		年 龄：56岁		开单日期：2013-12-8		备 注	

中文名称	结果	参考值	方法	中文名称	结果	参考值	方法
总胆红素	7.1umol/L	1.71-26	钒酸氧化法	肌酐	95umol/L	40-97	氧化酶法
直接胆红素	2.4umol/L	0-7	钒酸氧化法	尿酸	339umol/L	143-339	尿酸酶速率法
间接胆红素	4.7umol/L	1.5-17.5	钒酸氧化法	葡萄糖	5.5mmol/L	3.9-6.1	氧化酶法
总蛋白	67.6g/L	65-83	双缩脲法	钾	4.56mmol/L	3.5-5.3	电极法
白蛋白	41.4g/L	35-55	溴甲酚绿法	钠	138.1mmol/L	137-147	电极法
球蛋白	26.2g/L	20-40	计算法	氯	105mmol/L	99-110	电极法
白球比 A/G	1.58	1.2-2.4	计算法	总二氧化碳	22.3mmol/L	22-29	酶法
前白蛋白	210mg/L	200-400	免疫比浊法	钙	2.33mmol/L	2.15-206	偶氮胂法
丙氨酸氨基转移酶	11U/L	9-50	速率法	镁	0.81mmol/L	0.78-1.03	二甲苯胺蓝法
天冬氨酸转氨酶	22U/L	15-40	速率法	磷	0.94mmol/L	0.84-1.45	紫外终点法
碱性磷酸酶	109U/L	45-125	速率法	免疫球蛋白 A	3.64g/L	0.9-4.5	免疫比浊法
γ-谷氨酰转肽酶	4033L	10-60	速率法	免疫球蛋白 G	12.84g/L	8-18	免疫比浊法
总胆汁酸	0.5	0-15	循环酶法	免疫球蛋白 M	1.04g/L	0.6-2.8	免疫比浊法
拟胆碱酯酶	7314U/L	4000-12600	速率法	甘油三酯	1.67mmol/L	0.56-1.7	酶法
5-核苷酸酶	5.6U/L	0-10	速率法	总胆固醇	4.67mmol/L	2.33-5.17	酶法
肌酸激酶	36U/L	24-195	速率法	高密度脂蛋白胆固醇	1.39mmol/L	0.9-1.45	匀相测定法
乳酸脱氢酶	236U/L	90-250	速率法	低密度脂蛋白胆固醇	3.02mmol/L	1.5-3.36	匀相测定法
α-羟基丁酸脱氢酶	173U/L	72-182	速率法				
尿素氮	6.3mmol/L	1.7-8.3	脲酶速率法				

凝血功能　　人体止血的机制是使活动性出血变成凝集的血块。凝血功能的检查是检测患者凝血的时间长短及凝血所需的纤维蛋白原的含量（由肝脏产生）。部分白血病患者可能出现凝血时间延长及纤维蛋白原含量降低，导致出血不止、皮肤瘀青等。

江西省第二人民医院
江西省肿瘤医院检验报告单

姓　名：	科　室：门诊		病 历 号：	样本编号：0338
性　别：男	床　号：		标本种类：血浆	备　注：
年　龄：41 岁	送检医师：		临床诊断：	

编码	项目	结果	参考值	单位
PT	凝血酶原时间	10.8	9–13	Sec
INR	国际标准化比值	0.93	0.75–1.15	
TT	凝血酶时间	1.4	14–24	Sec
FIB	纤维蛋白原	2.33	1.7–4.1	g/L
APTT	活化部分凝血活酶时间	26.2	20–40	Sec
DD	D– 二联聚体	0.8	0–1	Ug/ml

骨髓检查

骨髓检查包括细胞形态学、细胞化学、组织病理学、免疫分型、基因及染色体检查等。

骨髓检查是诊断白血病最关键的项目。抽取的骨髓液一般同时送检进行化学染色、流式免疫分型、基因检测、染色体检测,诊断医生会根据骨髓细胞的染色、形态、表面抗原分子、染色体核型、基因表达情况对白血病进行诊断及分型。骨髓组织送检进行病理学诊断。临床医生则根据这些结果判断是否为白血病、是哪一种类型、疾病预后如何、选择何种治疗方案。

骨髓液进行涂片染色后,置于显微镜下观察骨髓细胞构成比、细胞形态、细胞内不同蛋白质染色情况,进行初步分析判断。正常情况下,骨髓中原始+幼稚细胞比例不超过5%,而当某一类细胞的原始+幼稚细胞比例超过20%时,可诊断为急性白血病。

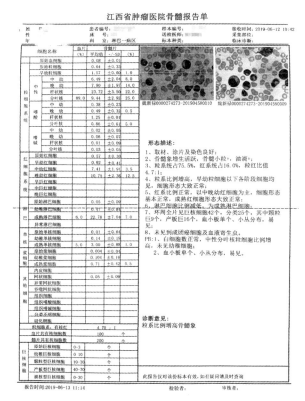

骨髓细胞学检查

　　免疫分型是对骨髓细胞进行不同抗体标记，根据细胞表面抗原表达差异来鉴别白血病细胞的来源，对白血病细胞进行计数和亚型分型。同时可以检测白血病微小残留病灶，判断治疗效果。此外，检测某些特殊的免疫标志，可作为免疫治疗的靶点。

HangZhou ADICON Clinical Laboratories, Inc.

淋巴造血系统肿瘤免疫分型报告单　1/2

姓名		标本类型：骨髓	门诊/住院号：	报告编号：2019030101
性别		标本性状：外观正常	科室/病区：淋巴/一	中心条码：711019017241
年龄：16 岁		送检医生：	临床印象：DCLBL	
床号：50		院方条码号：/	送检单位：江西省肿瘤医院	

外周血像：
WBC： 5.65 ×10⁹/L， RBC： / ×10¹²/L， HB： 151 g/L， PLT： 279 ×10⁹/L

抗原表达情况： 骨髓　有核细胞在CD45/SSC散点图中，淋巴细胞群（R2群）　抗原表达情况

细胞群	CD10	CD19	CD5	CD13	CD33	HLA-DR	CD34	CD200	CD11c	CD25
R2群 (%)	阴性	21.84	63.98	阴性	阴性	30.47	阴性	阴性	7.11	阴性
	CD38	CD16	CD117	CD11b	FMC7	CD23	CD20	CD103	Kappa	Lambda
	13.69	19.19	阴性	阴性	阴性	7.11	22.49	阴性	60.64	33.30

使用CD10、CD19×2、CD5、CD13、CD33、HLA-DR、CD38、CD34、CD16、CD11b、CD117、CD20×2、CD200、CD23、FMC7、CD25、CD103、CD11c、Kappa、Lambda、CD45×5共计20个

免疫表型特征描述：
骨髓有核细胞在CD45-SSC散点图中，淋巴细胞群（R2）占12.27%，以T细胞为主，CD19+CD20+细胞未见，Kappa、Lambda限制性表达；粒细胞群（R1）占63.70%，CD16/CD11b表达曲线提示各阶段细胞比例大致正常；Hematogone（P4）群占3.46%；单核细胞群（R3）占3.57%；有核红细胞群（R4）占10.29%；其免疫表型均未见特殊。未见明显增生的幼稚细胞群。

结论及建议：
骨髓中各群细胞比例大致正常，粒细胞分化成熟，未见明显增生的幼稚细胞群，未见B淋巴细胞比例增多及表型异常，该免疫表型不具特征性。请结合临床及形态学。

备注：
该例流式细胞免疫分型中未检测到异常B细胞，但有文献报道大细胞在流式细胞免疫分型过程中容易丢失，请结合临床及形态学（骨髓涂片和骨髓活检）。

本检测结果仅以对来样负责，供临床参考。如有疑问请在标本保存期内提出（标本保存期请参见艾迪康检测项目手册）。
报告无操作者、报告者、审核技者签字无效，报告复印无效

骨髓免疫分型检查

骨髓细胞遗传学检测　　遗传学检测包括染色体核型分析、荧光原位杂交（FISH），可以帮助白血病的诊断、分型、判断白血病的预后。根据核型可将白血病患者分为低危、中危和高危 3 个不同的预后等级，帮助医生选择合适的治疗方案，特别是根据不同遗传学亚型选择合适的个体化靶向治疗，如费城染色体阳性（Ph+）可采用酪氨酸激酶抑制剂伊马替尼治疗；伴 t（15；17）（q22；q12）染色体变异的急性早幼粒细胞白血病可采用全反式维 A 酸和三氧化二砷治疗。

分子学检测微小残留　　白血病微小残留物（MRD），是指在白血病经诱导化疗获完全缓解后或是骨髓移植治疗后，体内仍残留有少量白血病细胞的状态。一般认为白血病患者就诊时体内白血病细胞总数约为 10^{12}，经化疗诱导至完全缓解（形态学缓解）后，白血病细胞可降至 10^{10}；分子学缓解时白血病细胞可降至 10^{6}。此时，用一般形态学的方法已难以检出白血病细胞的存在，但实际上，患者骨髓内的白血病细胞还存在。这些残存的细胞将成为白血病复发的根源。

目前，很多白血病患者在缓解后感觉自己已经治愈，不再继续进行治疗，这样是很危险的。白血病每次复发后都会比之前更加严重，所以，定期检测微小残留白血病是很有必要的。

	有利于更早地预测白血病的复发
白血病 MRD 检测意义	白血病的临床治疗，根据体内白血病细胞多少以决定是继续化疗或停止治疗
	有利于较早发现白血病细胞是否耐药，并依此指导临床选用更敏感、更具杀伤力的治疗措施
	有助于评价自体造血干细胞移植的净化效果

由于微小残留病灶水平可作为预后的一个指标，目前有很多从分子生物学角度对白血病微小残留病机理的研究，对白血病的危险程度分层及更好的治疗都有重要意义。

脑脊液检查　脑脊液检查是通过腰椎穿刺术收集脑脊液进行的。通过常规、生化、细胞学等方法检查脑脊液，以明确患者中枢神经系统有无白血病细胞浸润。

血管与脑脊膜间存在着一种天然的组织屏障——血脑屏障，大多数经血管给予全身的化疗药物难以通过此屏障，药物在脑脊液中达不到有效的治疗浓度，从而使中枢神经系统中的白血病细胞不会被完全杀死，成为白血病细胞复发的原因。鞘内化疗是通过腰穿将化疗药物直接注入蛛网膜下腔，从而使药物弥散在脑脊液中，并很快达到有效的血药浓度，杀死脱落在脑脊液中的白血病细胞，从而有效治疗中枢神经系统白血病（又称"脑白"）。

对于无明显"脑白"（中枢神经系统白血病）表现的患者，有时需通过腰椎穿刺术进行预防性鞘内注射化疗；对于明确合并"脑白"（中枢神经系统白血病）者，则更应定期腰穿，鞘内注射化疗药物。

影像检查 白血病可通过血液循环播散至全身各个器官，例如淋巴结、肝脏、脾脏、脑部、眼底、皮肤等。因此，同样必须进行影像学检查。通过影像学检查可以明确其他器官是否存在白血病浸润，也可以发现感染、出血等其他机体存在的问题。常规需要做的影像学检查包括 X 线片、CT、磁共振（MRI）、超声，必要时可行 PET-CT 检查。X 线片、CT、PET-CT 主要是通过射线扫描全身各个部位形成图像；超声是通过声波扫描人体形成图像；磁共振（MRI）是利用磁共振检测人体所发射出的电磁波，形成人体内部结构的图像。CT、MRI 检查通常需要进行增强扫描，如果您曾经出现过对增强造影剂过敏或者不适事件，请立即告诉医生。

心电图及超声心动图　心电图是利用心电图机从体表记录心脏每一心动周期所产生的电活动变化图形的技术，主要是了解心跳频率、节律是否正常。超声心动图可以观察心脏结构，评估心脏收缩、舒张功能。心功能评估非常重要，因为白血病化疗中的蒽环类化疗药物对心脏损伤作用明确，医生通常会评估心脏功能后决定是否使用该药物进行化疗。

检查眼底　检查眼底可以明确眼底有无白血病细胞浸润，可以很直观地看见眼底有无出血，眼底有出血常被理解为颅内出血的先兆。通过眼底视盘检查，根据视盘的变化以明确患者是否合并颅内压升高（颅内压升高是危及生命的紧急状况），以便及时给予脱水降颅压等积极治疗。

什么是骨髓穿刺活检术？

骨髓穿刺活检术检查是必不可少的，一般患者会被要求俯卧或者侧卧在诊疗床上，医生进行皮肤消毒后在臀部髂骨部位进行局部浸润麻醉，然后使用骨髓穿刺针进行穿刺，穿刺完成后使用注射器抽吸少量骨髓液，然后使用活检针取一段

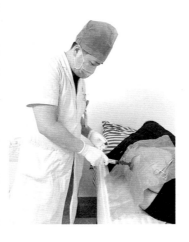

长约 1cm 的骨髓组织，一并送检。骨髓穿刺抽吸骨髓液时，患者可能会有短暂性酸胀感，穿刺结束后穿刺点在 48 小时内避免接触水。骨髓穿刺活检术整个过程患者在局部麻醉下进行，疼痛感并不明显，穿刺术对身体并无损伤，是非常安全的。

 什么是腰椎穿刺术？

腰椎穿刺术检查也是白血病的常规检查，尤其是急性淋巴细胞白血病。腰椎穿刺术一般要求患者侧卧躺在硬板床上，背部与床面垂直，低头，头向前贴近胸部，双手抱膝贴近腹部，使身体呈弓形。医生进行皮肤局部消毒、

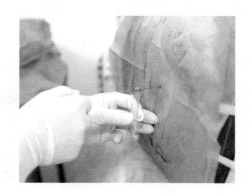

麻醉后，穿刺针经过两个腰椎间的缝隙（一般取第 3~4 腰椎棘突间隙）到达蛛网膜下腔（有脑脊液的地方），医生在收集 5mL 左右的脑脊液标本后送检，然后再向蛛网膜下腔注射治疗或者预防中枢神经系统白血病的药物。术后患者去枕俯卧或平卧 6 小时，以免引起术后低颅压头痛。腰椎穿刺术整个过程患者在局部麻醉下进行，医生进行穿刺的腰椎部位无脊髓及脊神经，只有漂浮的马尾和终丝，因此，腰椎穿刺术并不会损伤神经，是非常安全的。

 什么是基因？

基因是指带有遗传讯息的 DNA 片段，亦称遗传因子。基因支持着生命的基本构造和性能，储存着生命的种族、血型、孕育、生长、凋亡等过程的全部信息。生物体的生、长、衰、病、老、死等一切生命现象都与基因有关，基因是决定生命健康的内在因素。遗传和环境（外在因素）互相依赖，演绎着生命的繁衍、细胞分裂和蛋白质合成等重要生理过程。

什么是基因检测？

基因检测是通过血液、体液或细胞等对 DNA 进行检测的技术。首先在白血病方面诊断，可借助基因检测，帮助临床病理更好地进行疾病的诊断与鉴别；其次则可借助基因检测，根据检测结果量与质的变化对于白血病的治疗效果进行评价；再次根据基因检测技术找到白血病发生的内在驱动基因，通过了解疾病的内在分子机制，分析白血病发病机制，同时也能更好地指导医生选择相应的治疗药物，如对慢性粒细胞白血病的基因进行检测，来选择合适的靶向药物。随着现代科学技术的发展，可以结合家庭遗传情况，通过基因检测告诉您得某种肿瘤的概率有多大，但这种技术还在探索过程中，在将来一定会运用到现实生活中去。

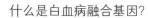什么是白血病融合基因?

白血病融合基因，是白血病的分子生物学特异性标志。由于分子生物学技术的发展，对白血病细胞分子遗传学改变的了解也不断深入。从现有的研究报道中得知，白血病涉及至少数十种融合基因，我们已经认识到大部分的白血病患者存在着染色体结构畸变，包括缺失、重复、倒位、易位等，导致原癌基因及抑癌基因结构变异，原癌基因激活或抑癌基因失活，产生新的融合基因，编码融合蛋白。有些基因是调控细胞增殖、分化和凋亡的转录因子，当基因发生变异，将直接影响下游信号传递途径，导致细胞增殖能力增强、凋亡障碍、分化障碍等，产生白血病表型。一些典型的白血病融合基因是某种白血病的特异性分子诊断标志，如 BCR-ABL 融合基因，可出现在 95% 以上的慢性粒细胞白血病（CML）中。患者预后效果的好坏，与融合基因的类型有一定关系，如急性早幼粒细胞白血病（APL）特有的 PML-RARα 融合基因，

对 APL 患者用全反式维 A 酸（ATRA）诱导缓解治疗，其预后非常好，复发率低。急性白血病 CBFB/MYH11，AML1/ETO 融合基因预后也较好，不主张早期做造血干细胞移植。而对于有 MLL 异常、MYC/IgH 融合基因的急性白血病，有 BCR/ABL 融合基因的 ALL 对化疗反应差，复发率高，建议其有条件积极行造血干细胞移植。有了融合基因的检测，初治时可指导科学合理选择长期治疗方案，避免治疗不足或过度治疗。

PART 3

早治疗早康复

根据白血病细胞的成熟程度和自然病程，将白血病分为急性白血病和慢性白血病两大类。

急性白血病

细胞分化停滞在较早阶段，病情发展迅速，自然病程仅几个月，根据主要受累的细胞系列可将急性白血病分为急性髓细胞白血病（acute myeloid leukemia，AML）和急性淋巴细胞白血病（acute lymphoblast leukemia，ALL）。

急性髓细胞白血病又可具体分为 8 种：急性髓细胞白血病微分化型（M_0）、急性粒细胞白血病未分化型（M_1）、急性粒细胞白血病部分分化型（M_2）、急性早幼粒细胞白血病（M_3）、急性粒单核细胞白血病（M_4）、急性单核细胞白血病（M_5）、急性红白血病（M_6）、急性巨核细胞白血病（M_7）。其中，M_3是一种特殊类型的急性髓系白血病，也是唯一一种可通过单纯化疗达到治愈的急性髓系白血病。

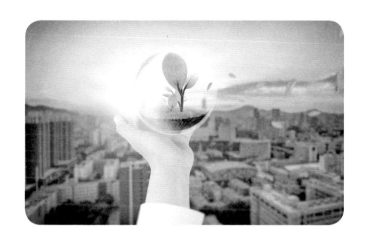

自 1997 年以来，来自美、欧、亚等各大洲的国际血液病学家和肿瘤学家组成临床医师委员会与病理学家共同讨论，提出血液肿瘤疾病、白血病、淋巴瘤的新分类方法。在白血病 FAB、MIC 分类方法的基础上，提出了世界卫生组织（World Health Organization-WHO）分类法，经过 2 年的临床试用后，于 1999 年及 2000 年对新分类做了进一步的解释和认定，形成 WHO 2000 分类，在此基础上又形成 2008 分类及 2016 新的髓系肿瘤性疾病分类方法。急性淋巴细胞的分类：ALL 根据免疫表型不同可分为 B 细胞和 T 细胞两大类。2000 年，WHO 将急性淋巴细胞白血病（ALL）分为三种亚型：

2000 年 WHO 急性淋巴细胞白血病分类

分类	定义
前体 B 细胞急性淋巴细胞白血病	t（9；22）（q34；ql1），（BCR/ABL）；t（4；llq23），（MLL 重排）；t（1；19）（q23；p13）（E2A/PBX1）；t（12；21）（p12；q22），（ETV/CBFα）
前体 T 细胞急性淋巴细胞白血病（T–ALL）	无特殊基因标记
Burkitt 细胞白血病	t（8；14）（q24；q32）

FAB 分型中的急淋形态学亚型分型方法，因可重复性较差，现已基本放弃，不再把急性淋巴细胞白血病分为 L1、L2、L3。骨髓中幼稚细胞 >25% 时诊断采用 ALL 的名称，幼稚细胞 ≤ 25% 称为母细胞淋巴瘤。

慢性白血病

细胞分化停滞在较成熟的阶段，病情发展缓慢，自然病程为数年。慢性白血病分为慢性粒细胞白血病（CML）、慢性淋巴细胞白血病（CLL）及少见类型的白血病，如毛细胞白血病、幼淋巴细胞白血病等。

白血病的治疗原则

一经确诊为白血病，即应按照早期、足量、联合及个体化的原则积极采用联合化疗，尽快杀灭白血病细胞，以尽早诱导、完全缓解，解除因白血病细胞浸润导致患者免疫力低下而引起的各种临床表现，如贫血、出血、感染、骨痛等，让患者疾病症状达到完全缓解，挽救患者生命。然后可进入缓解后治疗（化疗、理疗、中草药治疗）或选择造血干细胞移植，以杀灭残留的白血病细胞，防止复发，延长无病生存期，争取治愈。目前，多数急性白血病需要异基因（骨髓、外周血、脐血）造血干细胞移植才可以治愈。部分低危患者及早幼粒细胞白血病中的多数患者不需要进行异基因移植。

急性髓细胞白血病的治疗

非白血型白血病的治疗

急性白血病的治疗分为诱导化疗法和缓解后（巩固）疗法。尽管获得缓解是控制疾病的第一步，但是患者在获得完全缓解后，在巩固期耐受更密集的化疗以获得持久的疾病控制也很重要。不接受巩固化疗的患者极有可能会复发，复发时间通常在完全缓解后的 6~9 个月内。对于年龄 <60 岁的患者，为了达到更好的缓解效果，减少复发风险，患者应接受前期诱导化疗及后期巩固化疗。诱导策略受患者的个体特征影响，比如年龄，影响体能状态的并存疾病的出现，先天性脊髓发育不良等。假如患者的体能状态不适合用标准化疗，则可以参加临床试验。如果不选择参加临床试验，低强度疗法或支持性疗法可能也是一种合适的选择。

细胞遗传学和分子异常是最有效的预后指标，给予诱导疗法一个疗程之后未达到缓解或肿瘤负荷高（定义为 WBC ≥ 40000/mcL），则被列为长期缓解较差风险因素。

最后，所有患者应注意与潜在白血病和血液学不良反应相关的支持性疗法，诱导治疗后疗效达到完全缓解（complete remission，CR）。完全缓解的定义是指骨髓中白血病细胞小于5%，且无白细胞及血小板低下，没有新的侵犯病灶，基本杀死了99%的白血病细胞。如果获得缓解，进一步可以根据预后分层安排继续强化巩固化疗或者进入干细胞移植程序。巩固治疗后，目前通常不进行维持治疗，可以停药观察，定期随诊。

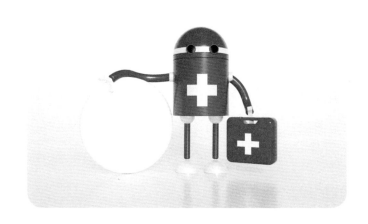

M₃型白血病的治疗

急性早幼粒细胞白血病（APL）是一种特殊类型的急性

髓系白血病（AML），绝大多数患者具有特异性染色体易位 t（15；17）（q22；q12），形成 PML-RARα 融合基因，其蛋白产物导致细胞分化阻滞和凋亡不足，这是 APL 发生的主要分子机制。APL 易见于中青年人，平均发病年龄为 44 岁，APL 占同期 AML 的 10%~15%，发病率约 0.23/10 万。APL 临床表现凶险，起病及诱导治疗过程中容易发生出血和栓塞而引起死亡。近三十年来，由于全反式维 A 酸（ATRA）及砷剂的规范化临床应用，APL 已成为基本不用进行造血干细胞移植便可治愈的白血病。APL 的临床表现与 AML 相同，但出血倾向明显，常以严重的弥散性血管内凝血（disseminated intravascular coagulation，DIC）为首发表现，起病十分凶险，甚至可导致死亡。以往 APL 预后很差，主要是由于化疗后 APL 细胞促凝血颗粒释放，形成弥散性血管内凝血，导致严重出血而死亡。近年来，采用全反式维 A 酸（all-trans retinoic acid，ATRA）联合砷剂诱导分化治疗后，APL 的预后得到极大改善，近 5 年来无病生存率达 90% 以上。

诱导治疗原则

分组	治疗	使用时机
低危组:指患者治疗前白细胞 $<10 \times 10^9/L$	全反式维 A 酸(ATRA)+ 砷剂(三氧化二砷 ATO 或复方黄黛片 RIF)	分子生物学证实 PML-RARα 融合基因阳性时给药,建议一周内给药
高危组:指患者治疗前白细胞 $>10 \times 10^9/L$	全反式维 A 酸(ATRA)+ 砷剂(三氧化二砷 ATO 或复方黄黛片 RIF)+ 蒽环类药	分子生物学证实 PML-RARα 融合基因阳性时给药
减积治疗:若初诊白细胞或诱导后白细胞 $>10 \times 10^9/L$	羟基脲 / 阿糖胞苷 / 高三尖杉酯碱 / 蒽环类药物	即刻

巩固治疗选择

分组	组成药物及用法
低危组	全反式维 A 酸（25mg/m²/d d1~14，口服）+ 砷剂（ATO 0.15mg/kg/d d1~14，静滴；或 RIF 50~60mg/kg/d d1~14，口服）
高危组	全反式维 A 酸（25mg/m²/d d1~14，口服）+ 砷剂（ATO 0.15mg/kg/d d1~14，静滴；或 RIF 50~60mg/kg/d d1~14，口服）+ 蒽环类药物（IDA 10mg/m²/d 静滴 qod×1~2 次；或 DNR 40mg/m²/d 静滴 qod×1~2 次）

注：如果高危组在诱导后分子生物学已转阴，可以不用蒽环类药物。

全反式维 A 酸 + 砷剂循环维持治疗。每 8 周为一个疗程，共 4 个疗程。

去甲氧柔红霉素（IDA10mg/m²/d，qod×3 天）与全反式维 A 酸 + 砷剂（维持方案）交替，循环 2~3 次，根据融合基因监测结果调整，总 ATO 不超过 6 个疗程（包括诱导治疗）。如监测持续阳性，建议异基因造血干细胞移植。

建议进行异基因造血干细胞移植。

急性淋巴细胞白血病的治疗

通常先进行诱导化疗，成人与儿童常用方案有差异，但是近年来研究认为，采用儿童方案治疗成人患者，结果可能优于传统成人方案。缓解后需要坚持巩固和维持治疗。高危患者有条件可以做干细胞移植。合并费城染色体阳性的患者推荐联合酪氨酸激酶抑制剂进行治疗。

儿童急性淋巴细胞白血病治疗原则

目前国际上儿童 ALL 的治疗原则相似，化疗方案如下：

（1）诱导期治疗：VDLP 或 VDLD 或 CVDLD。

（2）早期强化治疗：CAM 或 CAML 方案，根据危险度不同给予 1~2 个疗程。

（3）缓解后巩固治疗 mM 方案：低、中危 ALL 应用，大剂量甲氨蝶呤。

（4）延迟强化治疗：推荐 VDLD（或 VDLA）方案和 CAM（或 CAML）方案；患者在继续治疗后可选择重复一次上述方案。

（5）继续治疗（中间治疗）中危组患儿可选择继续治疗与否，如选择则推荐以下 2 个方案。

可选方案	组成药物	用药方法
6-MP+MTX	6-MP+MTX	口服
6-MP 6-MP+MTX 6-MP+VCR+DXM/ Dex+DNR+VCR+ 6-MP+PEG-Asp	6-MP 6-MP+MTX 6-MP+VCR+DXM Dex+DNR+VCR+ 6-MP+PEG-Asp	口服 口服 口服 / 静脉注射 / 静脉点滴 静脉点滴 / 静脉注射 / 口服 / 肌内注射

（6）维持期治疗重复延迟强化后进入维持治疗，可选择以下 2 个方案之一。

可选方案	组成药物	用药方法
6-MP+MTX 方案	6-MP+MTX	口服 / 口服
6-MP+MTX/VD 方案	6-MP+MTX/VD	口服 / 口服 / 静脉注射

（7）Ph+ALL 的治疗 t（9；22）/BCR-ABL1 阳性 ALL，早期（诱导 d15 开始）加用 TKI 治疗，如伊马替尼（300mg/m²/d）或达沙替尼（80mg/m²/d），若不能耐受可考虑换用其他 TKI 制剂。若有明显血液系统毒性表现，原则上先停止或减量 DNR、Ara-C、CTX、MTX、6-MP 等骨髓抑制性药物，然后再考虑暂停 TKI。对达沙替尼或伊马替尼反应不良者应该进行 BCR-ABL1 基因序列测定，并按照突变情况选择合适的 TKI。出现对达沙替尼或伊马替尼同时耐药的突变时（如 T315I 突变）可以选用敏感的第三代 TKI（如波纳替尼），并在巩固治疗后进行造血干细胞移植。

（8）CNSL 的防治：初诊未合并 CNSL 的患儿取消放疗，在进行全身化疗的同时，采用三联鞘注。

（9）睾丸白血病治疗：初诊时合并 TL 在全身化疗的巩固治疗结束后，B 超检查仍有病灶者进行活检，若确定白血病细胞残留者需睾丸放疗。或在全身化疗骨髓缓解的患儿出现睾丸白血病复发，也需放疗。一般做双侧睾丸放疗，剂量 20~26Gy，对年龄较小的幼儿采用 12~15Gy。

目前，成人急性淋巴细胞白血病的治疗参照儿童白血病治疗方案，且对于年轻患者使用高强度的儿童淋巴细胞白血病治疗方案可以明显提高患者生存率，但成人白血病患者中出现复杂核型、高危突变患者比率明显升高，多数患者可以通过诱导达到缓解，但极易复发。因此，缓解后的巩固治疗及维持治疗、造血干细胞移植在成人急性淋巴细胞白血病治疗中显得格外重要。

慢性粒细胞白血病治疗

慢性期首选酪氨酸激酶抑制剂（如伊马替尼）治疗，建议

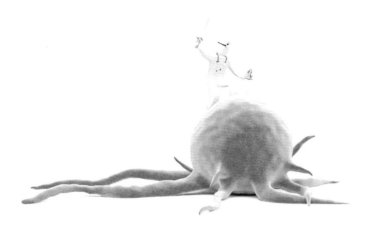

尽早且足量治疗，延迟使用和使用不规范容易导致耐药。因此，如果决定使用伊马替尼，首先不要拖延，其次一定要坚持长期服用（接近终生），而且服用期间千万不能擅自减量或者停服，否则容易导致耐药和疾病进展。加速期、急变期通常需要先进行靶向治疗（伊马替尼加量或者使用二代、三代药物），然后选择机会尽早安排异体移植。

慢性淋巴细胞白血病治疗

早期无症状患者通常无须治疗，晚期则可选用多种化疗方案，例如苯丁酸氮芥单药治疗，氟达拉滨、环磷酰胺联合美罗华等化疗。新药苯达莫司汀、抗 CD52 单抗等也有效。近年来发现 BTK 通路抑制剂依鲁替尼对治疗慢淋有显著效果，尤其是存在 P53 基因突变的患者。有条件的难治患者可以考虑异体移植治疗。

白血病的基础治疗方法

支持治疗

注意休息、合理膳食　高热、严重贫血或有明显出血时，应卧床休息。进食新鲜烹调的高热量、高蛋白食物，尽量不要进食生食、生水果等易携带细菌的食物。多数患者存在因发热

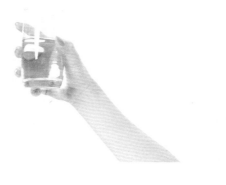

导致的食欲不佳，因此要注意维持水、电解质平衡，特别是化疗期间，应遵医嘱，尽量多喝水，加速代谢产物的排泄。

防治感染　　严重的感染是急性白血病致死的重要原因之一，因此防治感染甚为重要。病区中应设置无菌病室或区域，以便将中性粒细胞计数低或进行化疗的人隔离，减少患者家属探视，尽量减少患者接触感染源的机会。注意口腔、鼻咽部、肛门周围皮肤的卫生，防止黏膜溃疡、糜烂、出血，一旦出现要及时对症处理。食物和食具应先灭菌，口服不吸收的抗生素如庆大霉素、黏菌素和抗霉菌（如制霉菌素、万古霉素等）以杀灭或减少肠道的细菌和真菌。对已存在感染的患者，治疗前做细菌培养及药敏试验，以便选择有效的抗生素治疗。感染发生后应当及时通知管床医生与护士，及时有效地采取治疗措施，有研究表明，粒细胞缺乏患者在感染发生后 4 小时内接受有效治疗可以明显降低患者因感染所致的死亡率，所以及时与医护人员沟通在治疗过程中非常重要，千万不能因为晚上或者其他原因延误治疗。

纠正贫血　　显著贫血者可酌情输注红细胞或新鲜全血；自身免疫性贫血可用肾上腺皮质激素，丙酸睾酮或蛋白同化激素等。

控制出血　　化疗缓解前易发生因血小板减少导致的出

血，可予以卡巴克洛等止血药物预防或治疗。有严重的出血时可用肾上腺皮质激素，输血小板、血浆等。急性白血病，尤其是早幼粒细胞白血病，易并发 DIC（急性弥散性血管内凝血），一经确诊要迅速用肝素抗凝治疗，当 DIC 合并纤维蛋白溶解亢进时，在肝素治疗的同时，给予抗纤维蛋白溶解药，必要时可输注新鲜或冰冻血浆。

防治高尿酸血症　　　白细胞计数很高的患者在进行化疗时，因大量白细胞被破坏、分解，使血尿酸增高，有时引起尿酸结石梗阻尿路，甚至导致急性肾衰竭，所以要特别注意尿量，并查尿沉渣和测定尿酸浓度，在治疗上除鼓励患者多饮水外，要给予嘌呤醇。

防治白细胞瘀滞　　　对高白细胞血症的处理：当 WBC>100×10^9/L 时易出现白细胞瘀滞，此时，应予以紧急处理，以减少由此导致的各种并发症。可通过血细胞分离技术（APL 除外）祛除 WBC；也可以用药物降低 WBC，AML 用羟基脲，ALL 用地塞米松，同时予以水化和碱化等综合治疗措施。

化学治疗

化疗通过使用化学治疗药物杀灭癌细胞达到治疗目的，化疗是一种全身治疗的手段，无论采用什么途径给药（口服、静脉等），化疗药物都会随着血液循环遍布全身的绝大部分器官和组织。化疗是治疗急性白血病的主要手段。白血病化疗可分为诱导缓解治疗和缓解后治疗两个阶段，其间可增加强化治疗、巩固治疗和中枢神经预防治疗等。

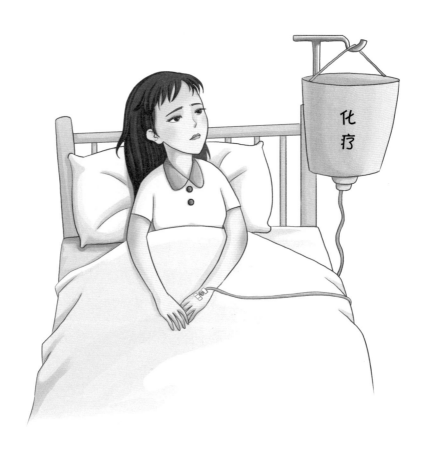

缓解诱导是大剂量多种药物联用的强烈化疗，以求迅速大量杀伤白血病细胞，控制病情，达到完全缓解的目的，为以后的治疗打好基础。所谓完全缓解，是指白血病的症状、体征完全消失，血常规和骨髓检查基本上恢复正常。缓解后治疗目的在于巩固治疗和维持强化治疗，最后达到治愈疾病。巩固治疗是在诱导缓解治疗患者获得缓解以后进行，原则上选用原诱导化疗方案继续进行 1~2 个疗程。维持巩固治疗是在诱导缓解治疗使患者获得完全缓解并经巩固治疗后进行，以期继续最大量地杀灭残留在体内的白血病细胞。中枢神经预防性治疗宜在诱导治疗出现缓解后立即进行，以避免和减少中枢神经系统白血病的发生，一个完整的治疗方案应遵循上述原则进行。

靶向治疗

靶向治疗是指某一类治疗药物进入体内会特意地选择致癌位点相结合发生作用，使肿瘤细胞特异性死亡，而不会波及肿瘤周围正常组织细胞的治疗手段。分子靶向治疗又被称

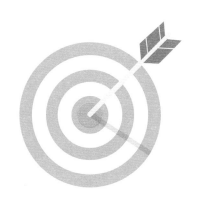

为"生物导弹"。目前，在白血病治疗中，靶向治疗主要用于慢性白血病。

慢性淋巴细胞白血病的靶向治疗　　慢性淋巴细胞白血病（CLL）的治疗分为一线治疗、一线巩固治疗、复发难治性患者治疗、二线巩固治疗。慢性淋巴细胞白血病的一线治疗的选择应基于疾病分期、基因突变存在与否、患者年龄、体能状态、合并症情况以及药物的毒性特征。化学免疫治疗是根据患者年龄和合并症的存在而对不伴特定基因突变的慢性淋巴细胞白血病患者亚组制订标准一线治疗方案，并提供具有无治疗间隔的明确治疗疗程。此外，大多数接受一线氟达拉滨治疗的突变 IGHV 患者，预计有 10 年以上无进展生存期，并有可能治愈疾病。另外，新的靶向治疗药物依鲁替尼是伴特定基因突变的慢性淋巴细胞白血病患者的首选一线治疗方案。依鲁替尼同样是一个标准方案，对包含高风险亚组在内的患者提供良好的长期疾病控制。PI3K 抑制剂（Idelalisib）不适用于一线治疗方案。BTK 抑制剂（依鲁替尼）、PI3K 抑制剂（Idelalisib）和 BCL-2 抑制剂（venetoclax）联合或不联合利妥昔单抗是伴有特定基因突变患者的有效治疗方案。俗话说，是药三分毒，在慢性淋巴细胞白血病的治疗过程中也同样存在很多治疗相关的副作用。因而在整个疾病治疗过程中，均要注意药物相关的不良反应。一线治疗后，对于疗效达到部分或者完全缓解的患者需要进行巩固治疗，以期患者能够长期处于缓解状态。目前有多种进行一线巩固治疗的方法可供选择，多数为口服药物治疗，疗效差异较大。对伴特定基因突变的慢性淋巴细胞白血病难治复发患者的治疗，当前治疗标准是依鲁替尼、PI3K 抑制剂（Idelalisib）和 BCL-2 抑制剂（venetoclax）联合或不联合利妥昔单抗。目前对于此类患者的治疗比较困难，特别是我国目前很多药物昂贵，多数患者因经济原因无法接受此类药物治疗。二线巩固治疗，如患者在一线治疗后达到较好疗效，则进入巩固治疗阶段。

慢性粒细胞白血病的治疗与急性白血病及慢性淋巴细胞白血病治疗上存在很大的差异。慢性粒细胞白血病分为慢性期、加速期、急变期。慢性粒细胞白血病的治疗观念发生过重大改变，在 TKI（酪氨酸激酶抑制剂）出现前，异基因造血干细胞移植是治疗的首选。TKI（酪氨酸激酶抑制剂）出现后，TKI 治疗成了慢性粒细胞白血病的一线治疗，并且患者在仅需口服单药治疗即可获得长期生存和非常好的生活质量。

目前，酪氨酸激酶抑制剂（TKI）共有三代，第一代：伊马替尼；第二代：达沙替尼、尼洛替尼、伯舒替尼；第三代：帕纳替尼。三者的区别：第一代伊马替尼用于治疗慢性粒细胞白血病急变期、加速期或α-干扰素治疗失败后的慢性期患者，一般情况下，耐受比较好，副作用小，依然是治疗慢性粒细胞白血病的一线用药，但是随着临床应用的不断推广，越来越多的病例出现耐药。第二代达沙替尼在慢性期、加速期和急变期都可以使用，尼洛替尼只是用于慢性期和加速期，达沙替尼相对于尼洛替尼和一代伊马替尼，可较好地透过血脑屏障，同时根据其构效关系和作用机制，疗效更优。达沙替尼主要的不良反应之一是胸膜腔积液，尼洛替尼主要不良反应

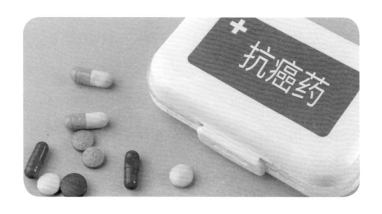

之一是高血压、高血脂和高胆固醇，在服用药物期间应注意监测。第三代帕纳替尼用于治疗对既往酪氨酸激酶抑制剂治疗耐药或不能耐受的有慢性相、加速相或母细胞性慢性粒性白血病成年患者。

需要强调的是，化疗在慢性粒细胞白血病中的地位较以前明显下降，目前主要用于加速期、急变期的化疗及干细胞移植前的预处理。另可以用于在患者初诊是白细胞明显升高患者，先使用羟基脲降低白细胞后再开始使用TKI治疗。

骨髓移植

骨髓移植即造血干细胞移植，是通过静脉输注造血干、祖细胞，重建患者正常造血与免疫系统，从而治疗一系列疾病的治疗方法。造血干细胞移植基本上替代了"骨髓移植"这一术语，这是因为造血干细胞不仅来源于骨髓，亦来源于可被造血因子动员的外周血中，还可以来源于脐带血，这些造血干细胞均可用于重建造血与免疫系统。

骨髓移植的分类　　根据造血干细胞的来源分类：骨髓、外周血、脐带血等。

根据供受者关系分类：

分类	定义
自体造血干细胞移植	将自体正常或疾病缓解期的造血干细胞保存起来，在患者接受大剂量化疗后回输造血干细胞
同基因造血干细胞移植	指同卵孪生之间的移植
异基因造血干细胞移植	同胞人类白细胞抗原（HLA）相合、亲缘 HLA 不全相合或半相合、非亲缘 HLA 相合、非亲缘 HLA 不全相合等

根据供受体之间 HLA 配型分类：HLA 相合同胞移植、HLA 相合非亲缘移植、亲缘 HLA 不全相合 / 半相合移植。

根据有无细胞体外处理分类：未经体外处理、CD34+ 细胞富集、T 细胞去除、单克隆抗体处理后、化疗药物体外处理净化、体外扩增后细胞及基因修饰细胞等。

根据移植前预处理方案分类：

分类	定义
清髓性移植	如果没有外源性造血干细胞支持，清髓强度使造血系统 3 个月内无法自行恢复
非清髓性移植	非清髓性移植预处理强度有所降低。如果没有外源性造血干细胞支持，造血系统在 3 个月内自行恢复

具有高危预后因素的恶性血液病（主要的移植适应证），包括：难治或复发白血病；初治急性白血病，预计非移植难以长期存活者；骨髓增生异常综合征：国际预后积分系统评估为中危或高危者；骨髓增殖性疾病及慢性淋巴细胞白血病；慢性髓细胞白血病。

非恶性疾病，包括：骨髓衰竭性疾病（先天性再生障碍性贫血、获得性再生障碍性贫血等）；遗传性贫血（地中海贫血、镰状红细胞型贫血、骨髓纤维化、阵发性睡眠性血红蛋白尿）。

患者在移植之前应做一系列的血液与骨髓检查以确定疾病诊断、类型与疾病状态，以便确定适当的预处理方案、移植后原发病的监测及适当干预的策略。同时选择 HLA 配型尽可能完全相同的，8~60 岁之间的，身体健康，无严重心、肺、肝、肾、脑及精神疾患，造血及免疫系统功能正常的供者为宜。

使用预处理方案可以制造空间、抑制免疫以及清除疾病。预处理方案的强度以既可以达到最大限度地防止移植排斥，又可达到患者对其副作用的耐受为目标，故有多种预处理方案可供选择。非清髓造血干细胞移植的关键之一是其放（化）疗强度明显比传统方案低。移植所用的造血干细胞主要有三种来源：骨髓、外周血造血干细胞采集物及脐带血，通过适当处理后回输给经过预处理的患者。

骨髓移植的常见并发症　早期并发症：预处理相关的急性毒副作用如口腔溃疡、急性胃肠道反应等，出血性膀胱炎，肝静脉闭塞病，毛细血管渗漏综合征，植入综合征，弥漫性肺泡出血综合征，血栓性微血管病，特发性肺炎综合征，感染，移植物抗宿主病。

晚期并发症：皮肤黏膜的色素脱失及沉着，腺体分泌功能减退，白内障，白质脑病，生长发育障碍及内分泌障碍，继发恶性肿瘤。

展望　随着移植技术的提高，其疗效已经渐趋稳定。目前，移植供者的选择困难成为制约移植的主要障碍。HLA 不完全相合的亲属供者、HLA 单倍体相合亲属供者及无关供者的应用及相关技术改进，成为临床研究的热门课题，非清髓技术也带来了观念上的革命。造血干细胞的应用范围也在继续扩展，技术不断改进，可使更多的患者受益。

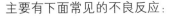 在白血病化疗中会出现哪些不良反应？

主要有下面常见的不良反应：

● 骨髓抑制：主要是化疗药物对正常白细胞和血小板的抑制作用。多数化疗后出现骨髓抑制，在骨髓抑制期，患者易发生感染和出血，故在每次化疗期间，医生会根据患者状况使用升血细胞药、输血、抗生素控制感染，并有可能减低联合化疗剂量。

● 脏器损伤：化疗药物可不同程度地损害肝脏、肾脏、心脏等器官组织的细胞，造成不同程度的脏器损伤。因此，在联合化疗前和治疗过程中，要定期检查相关脏器功能，必要时停止化疗。

● 系统损伤：对呼吸、泌尿、生殖等系统也会因药物的不同而产生相应的损害，用药前及用药中也应在医生的指导下检查各系统的功能。

● 脱发和皮肤反应：对于女性患者要提前与患者沟通关于脱发问题。

● 全身反应：恶心、呕吐、食欲不振以及口腔黏膜溃疡等多见。

● 血管损伤：化疗药物对静脉有较大的损伤，多数化疗患者需要行静脉置管，以减少药物对静脉的损伤，特别是对于需要长期化疗的患者，增加安全性及保护患者血管，同时患者舒适性较好。

 如果想要治愈白血病,都得做骨髓移植吗?

并不是所有类型的白血病均需要进行骨髓移植。有些特殊类型的白血病，如急性早幼粒细胞性白血病，通过全反式维 A 酸和亚砷酸的治疗，临床治愈率可达 70％~95％。有很多白血病患者经过化疗，日后能够结婚生子，过上正常人的生活。50％以上的儿童急性淋巴细胞白血病普通型患者通过联合化疗可以治愈。而骨髓移植则是通过把造血干细胞植入患者骨髓腔内，使白血病患者严重受损的骨髓功能得到重建，除去高昂的医疗费用，移植物抗宿主病等并发症同样威胁着部分患者的预后，甚至有复发的可能。故对骨髓移植的选择仍需慎重，需结合疾病的种类、缓急和病程综合考虑。

接近白血病患者的人都戴着口罩，是因为白血病会传染吗？

戴口罩不是因为白血病会传染，而是为了保护白血病患者。白血病患者本身的免疫力就已经很弱，加上化疗药物的副作用，使得他们的免疫力更为低下。而健康人的免疫力是正常的，因而可以抵制一些致病力较低的病原菌，但这些病原菌对患者来说可能就是潜在的致命危险。当正常人接近患者时，如果没有戴口罩，这些病原菌很可能就通过他们的呼吸道排出，对患者造成致命伤害。

白血病病情稳定后能停药吗?

确诊白血病后,多数家庭都会积极配合医生治疗,也因此投入了大量的人力、物力。但对于病情稳定后的巩固治疗却不十分重视。其实,白血病是骨髓里的病,病情稳定只说明骨髓里白血病细胞已经大大降低,并不能说明疾病已经痊愈。如果对后期的巩固治疗不重视,很可能使剩余少量的白血病细胞大量复制而导致疾病复发。因此,白血病患者病情稳定后,更要积极配合医生进行巩固治疗。

什么是白细胞,它有什么功能?

白细胞是血液中的一类细胞,这是五种细胞的总称,即嗜中性粒细胞、单核细胞、淋巴细胞、嗜碱性粒细胞和嗜酸性粒细胞。其中嗜中性粒细胞占绝大多数,其发挥抗感染的作用。在血液中的单核细胞进入组织后转变为巨噬细胞,也可发挥抗感染的作用,并且还有识别和杀伤体内衰老和损伤的红细胞、血小板等功能。淋巴细胞则是一类免疫细胞。嗜酸性和嗜碱性粒细胞数量很少,但在机体的生理活动中发挥着重要的生理功能。

白血病的"急性""慢性"与一般疾病的"急性""慢性"有区别吗?

白血病的"急性""慢性"概念与其他疾病的"急性""慢性"概念(如急、慢性咽炎)有着本质上的区别,它不是指疾病发生的快慢、剧烈与否,而主要是针对白血病细胞的成熟程度而言。譬如急性白血病患者起病急,经治疗缓解后,并不转化为慢性型,而是变为急性白血病缓解期。急性白血病的"血癌"细胞分化停滞在较早阶段(多为原始细胞及早期幼稚细胞),慢性白血病的细胞分化则停滞在相对较晚的阶段(多为较成熟的幼稚细胞和成熟细胞)。故不能单凭疾病的发病缓急来评判白血病的"急性"和"慢性"。

白血病患者可以结婚生子吗?

只要控制得当,病情不再发展,可以结婚。白血病没有遗传影响,所以,也可以生小孩。但是患者在化疗过程中会大量使用化学药物,可能会引起体内遗传物质的突变,这种突变可能对后代会产生不良影响。所以从优生优育的角度考虑，急性白血病患者在治疗期间不宜生育，慢性白血病患者也应慎重。

总之，在白血病患者病情许可的情况下，对于婚姻问题，只要双方自愿，家庭和社会不宜过多地去干预，这样才能使患者在生活、康复、工作等方面安排得更好，生活得更幸福、快乐。同时，专家提醒，虽然现在针对白血病的治疗技术有了很大的提升，但在针对患者病情的治疗过程中，还需要大家能够及时对自身病情有比较详细的了解，必要时结合相应的方法巩固治疗，避免病情再次复发，影响患者的健康。

 白血病会遗传和传染吗？

白血病是不会传染的。白血病不是一种传染病，而且导致患白血病的病毒不能在人的身上传播，因此白血病是不具有传染性的，和患有白血病的人相处也是不会被传染的。白血病并不遗传，但是，如果你有其他的遗传异常疾病，或者家族中有人患有白血病，那你得病的概率，会比别人高一点。

白血病的预后及护理

白血病的预后

一种疾病的预后是指对疾病结局的预先估计，通常以治愈率、复发率、缓解率、病残率、病死率和生存率等概率指标表示。白血病的预后是指通过已掌握的白血病不同转归与结局的发生概率及相应的影响因素，对某一白血病患者疾病结局的预先估计。这也是患者或患者家属常常关心的问题，比如能不能治好，能够活多少年，会不会复发等。

在人们的印象中，白血病和其他恶性肿瘤一样，被认为是"不治之症"。目前，随着科学技术的发展，白血病的治疗已经有了重大的突破。新的治疗方法，如改进的化疗方案、骨髓移植、生物靶向治疗、CAR-T 等，再加上营养、卫生条件的改善，不仅能延长白血病患者的存活时间，而且部分患者还能得到根治，白血病的预后得到了明显的提高。

不同的白血病有着不同的预后，同样，同一种白血病根据相关指标的差异，可以将不同的患者分为不同预后层次，从而采取不同强度的治疗方案。因此，现代医学对于白血病的认识越来越细化，所有患者在确诊后都应该尽可能完善各种预后分层所需要的检查，然后制订个体化的治疗方案。

下面我们将对不同白血病的预后及预后因素加以概括，希望能帮助患病的您或者亲属树立信心，早日摆脱病魔。

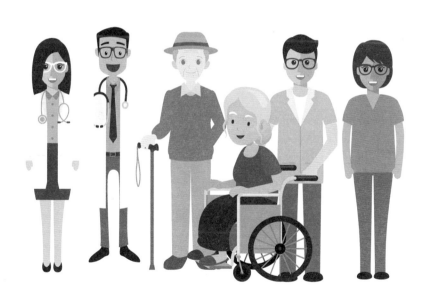

急性髓细胞白血病（AML）

急性髓细胞白血病作为最常见的血液系统肿瘤，对于该病的治疗，尤其是巩固治疗方案和移植时机的选择，依赖于对其预后的准确判断。与该病预后相关的因素具体可归纳为临床指标、白血病类型、细胞遗传学因素、分子生物学因素、治疗反应及微小残留病等。

临床指标（年龄、一般状态、肿瘤负荷） 年龄是明显影响急性髓细胞白血病缓解和复发的因素。年龄大的患者缓解率低，总生存期短。高龄患者常常有很多基础疾病，容易出现各种并发症，往往不能够给予足量化疗或者化疗后恢复时间较长，同时有部分家属不愿意对年龄大的患者进行治疗，造成这部分患者的总体治疗有效率不高。小于 60 岁的 AML 患者治疗有效率可达 85%，5 年存活的可达 38%，大于 60 岁患者的治疗有效率仅为 62%，5 年存活的仅为 12%。患者确诊时的一般状态也是影响预后的因素，一般早期可以正常活动的患者存活时间较长，晚期卧床的患者容易出现感染或者压疮等并发症，存活时间大大减少。临床提示肿瘤负荷高的指标包括：肝脾浸润、血清乳酸脱氢酶高、外周血白细胞计数高于 30×10^9/L。

也就是说，对于身体里肿瘤多的患者存活时间会比较短，而早期身体里肿瘤不多的患者治疗起来就更加容易了。

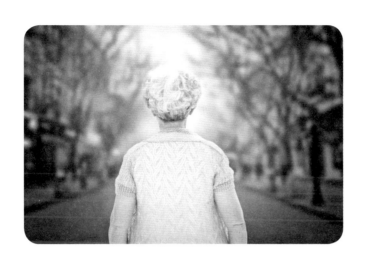

白血病类型　约 20% 的急性髓细胞白血病患者所患为继发性急性髓细胞白血病。什么是继发性白血病呢，主要是指以前为白血病前期或者因其他肿瘤治疗引起的白血病，临床上主要见于既往有骨髓增生异常综合征病史或其他肿瘤治疗相关的急性髓细胞白血病患者。继发于骨髓增生异常综合征的急性髓细胞白血病患者预后差，主要是因为骨髓增生异常综合征的患者本身就非常虚弱，经过一段时间骨髓增生异常综合征恶化为白血病后，治疗效果就非常差了。治疗相关性急性髓细胞白血病分为两类：一类是拓扑异构酶Ⅱ抑制剂导致的，该类患者潜伏期短，从首次用药到发生急性髓细胞白血病一般间隔1.5~3年，没有骨髓增生异常综合征病史；第二类是由抗代谢药烷化剂或放疗导致的，此类潜伏期长（5~7年），比如乳腺癌或者宫颈癌患者经过放化疗治疗后若干年后出现的急性白血病，此类患者预后一般欠佳。

细胞遗传学　染色体核型是判断急性髓细胞白血病患者预后最有意义的指标，约60%的急性髓细胞白血病患者有染色体核型异常。所谓的染色体核型异常就是我们常说的染色体变异，导致染色体多了或者少了或者搭配错了。公认预后良

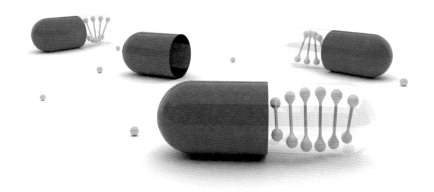

好的核型包括 t（15；17）、inv（16）、t（16；16）和 t（8；21），具有此类核型的患者占全部急性髓细胞白血病患者的25% 左右，患者多年轻，预后佳，完全缓解率超过 90%，5 年存活率为 65%。其中需要向大家重点介绍的就是 t（15；17）染色体改变的患者，这类患者就是我们熟知的急性早幼粒细胞白血病患者，以前这类患者死亡率非常高，后来由于我国科学家发现反式维 A 酸和砷剂对于这类患者具有非常好的疗效，90% 以上的此类患者可以获得临床治愈。在染色体改变的患者中，约 10% 的患者表现为预后不良核型，包括 –5、–7、del（5q）、abn（3q）或复杂核型。这些患者，一般很多条染色体都有不好的改变，从而导致对化疗药物耐药，疗效欠佳。尽管染色体核型对急性髓细胞白血病患者的预后影响已获广泛认可，但仍有很多尚有争议的问题。

分子生物学　分子生物学指标是近些年新发现的急性髓细胞白血病预后相关指标，主要表现为基因的突变。已发现的急性髓细胞白血病预后相关的突变基因包括 FLT3、NPM1、CEBPA、KIT、IDH 等。FLT3 属于酪氨酸激酶受体家族，约 1/3 的急性髓细胞白血病患者可出现该基因的突变，最常见的突变是内部串联重复。FAB 分型的各类急性髓细胞白血病均可出现 FLT3 的突变，但急性早幼粒细胞白血病尤为多见。该突变与高白细胞和高乳酸脱氢酶相关。尽管该突变的出现并不影响患者的缓解率，但却提示高复发率和较差的总生存时间。约 1/3 的急性髓细胞白血病患者可出现 NPM1 的框移突变，对于核型正常的急性髓细胞白血病患者，这一比率可达 50%。此类突变和高白细胞相关，多见于单核系白血病（M_4 或 M_5），提示高缓解率和较低的复发率。该基因的突变在急性髓细胞白血病病程中稳定表达，提示该基因突变可能是急性髓细胞白血病发病的早期事件。新的 WHO 分类已将具有 NPM1 突变的急性髓细胞白血病作为一个单一实体看待。CEBPA 基因编码的蛋白对髓系分化具有重要作用。核型标危的 AML 患者中有 10% 左右可存在该基因的突变，多见于 FAB 分型的 M_1 或 M_2。该突变被认为是预后良好的独立因素，具有该突变的急性髓细胞白血病也被作为一个单一实体看待。其他报道提示，AML 预后不良的基因突变还有 Wilms 肿瘤基因（WT1）、MLL-PTD、RUNX1 和 DNMT3A 等。从上面我们也可以看到，不是我们常说的有基因突变的人效果就不好，要看突变的基因类型，不同的基因突变类型有着不同的存活时间。

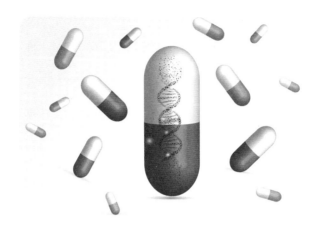

　　治疗反应及微小残留病　　完全缓解率是判断急性髓细胞白血病预后非常重要的因素。对于 10%~20% 原发耐药的患者，按目前的补救方案，均很难获得完全缓解，最终的生存率小于 10%。第一疗程后骨髓白血病细胞超过 15% 和第二疗程后超过 5% 均提示预后不良。从时间上看，化疗后第 16 天白血病细胞未获清除提示预后不良。对于仅达到形态学完全缓解，未达到分子生物学完全缓解的患者，复发率仍高。这也就是我们常说的，部分患者对于化疗效果不佳的原因就是前面几次治疗没有消灭肿瘤，后面肿瘤细胞对于化疗药物耐药后，就很难治好了，这就提醒患者朋友们，遇到疾病不能讳疾忌医，需要及时去医院诊治，不能小病拖成大病，早期变成晚期。目前检测微小残留病的方法有免疫分型、FISH 和定量 PCR 三种方法，其中应用最广泛、研究最多的是定量 PCR 方法。微小残留病的检测对患者的再评估及危险度的再分层至关重要。

微量残留病 是指在白血病经诱导化疗获完全缓解后或是骨髓移植治疗后，体内仍残留有少量白血病细胞的状态。一般认为，白血病患者就诊时体内白血病细胞总数约为 10^{12}；经化疗诱导至完全缓解（形态学缓解）后，白血病细胞可降至 10^{10}；分子学缓解时白血病细胞可降至 10^{6}。此时，用一般形态学的方法已难以检出白血病细胞的存在，但实际上患者骨髓内的白血病细胞还存在，这些残存的细胞将成为白血病复发的根源。

其他指标 除了以上指标，还有一些正在研究中的与急性髓细胞白血病预后相关的指标，包括白血病细胞的化疗药物敏感性测定，抗凋亡蛋白的表达检测等。总之，虽然对于急性髓细胞白血病的预后判断研究已经取得了很大进展，但尚需进一步研究。应该认识到急性髓细胞白血病的预后是综合的，多方面的因素，而不是单一的；是动态变化的，而不是一成不变的。只有根据情况不断地进行预后的再评估，并针对性的调整治疗方案才能使患者获益最大。

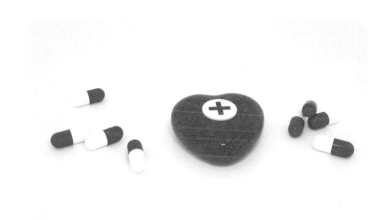

急性淋巴细胞白血病

急性淋巴细胞白血病是一种起源于 B 系或 T 系淋巴祖细胞的肿瘤性疾病。其发病可能与遗传、环境、基因改变等因素有关。有关急性淋巴细胞白血病的预后因素争论较多，随着治疗的进展，预后因素也发生了变化。现将预后因素分列如下：

年龄　　年龄在所有儿童急性淋巴细胞白血病预后分组中

仍然是一个重要指标，成人大于 50 岁、儿童大于 10 岁则预后不佳。在多数成人研究中，缓解率及长期生存随年龄增加而明显下降。对大于 60 岁的患者采取大强度治疗时，应考虑到治疗带来的风险，强大的化疗容易引起严重的白细胞及血小板下降，老年患者本身抵抗力较差，容易出现严重的并发症。急性淋巴细胞白血病是儿童最常见的白血病，我们都知道由于儿童免疫力发育不完全，有重新建立免疫的能力，很多低中危的急性淋巴细胞白血病儿童，经过治疗后可以治愈，因此需要及时去治疗。

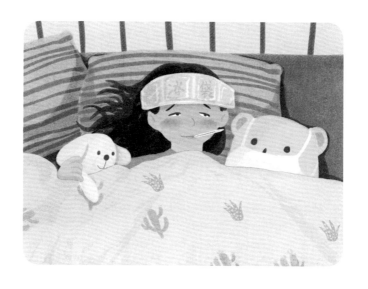

白细胞计数　　在所有急性淋巴细胞白血病研究中，在诊断时，高白细胞计数无疑是一种不良预后因素，特别是当白细胞计数 $>50 \times 10^9$/L 时，预后尤其不佳。这也就是说体内肿瘤细胞多的患者，治疗效果不是很好，因此，我们早期有不舒服就需要及时就医，早治疗早治愈。

免疫表型　　免疫表型在急性淋巴细胞白血病预后中是一种独立的预后因素。T 细胞急性淋巴细胞白血病在早期研究中是预后较差的亚型，但现在的治疗策略使其完全缓解率大于 80%，所以即使是 T 细胞急性淋巴细胞白血病患者，仍然不要灰心。同样，B 细胞急性淋巴细胞白血病也不是说一定可以治愈，对于不同的 B 细胞急性淋巴细胞白血病患者，还需要看其他的一些免疫指标进行综合性判断，同样需要及时就医治疗。但随着治疗的改进，无论是 T 细胞，还是 B 细胞表型对预后的影响已经不明显了。

细胞遗传学　　跟急性髓细胞白血病一样，染色体的异常是影响急性淋巴细胞白血病预后的重要因素，一些特异的染色体改变对预后的影响是得到公认的。比如 Ph 染色体阳性是一种不良预后因素，完全缓解率低，3~5 年存活率仅 0%~16%。

年龄和某些基因改变与预后有明确关系，如70%~80%的婴幼儿（<1岁）急性淋巴细胞白血病MLL重排生存率低，多倍体及ETV-6CBFA2融合基因多见于1~9岁儿童，预后较好。

许多研究认为，患者对初治的反应是一个评价预后最有意义的指标，而且不依赖其他因素。初次诱导缓解失败的患者缓解期及生存期明显缩短，特别是初治阶段白血病细胞从骨髓或外周血清除的速度对预后非常重要，如诱导治疗7~14天仍然有白血病细胞残留的患者，生存期短于没有残留白血病细胞的患者。完全缓解期的长短更是一个具有独立意义的预后因素。其他一些因素也有一定预后价值，如肝脾肿大、纵隔肿块、儿童低免疫球蛋白特别低、血清乳酸脱氢酶增高、合并中枢神经系统侵犯等，均会导致预后不佳。

慢性粒细胞白血病

慢性粒细胞白血病是血液系统的恶性克隆性疾病，它的主要染色体变化为费城（Ph）染色体，而BCR/ABL融合基因及其表达率是其特征性改变。研究已证实，慢性粒细胞白血病患者的预后与诸多因素有关，如发病时与白细胞总数、骨髓中原始细胞的百分率、脾脏的大小、嗜酸性及嗜碱性细胞百分数、Ph 染色体和 BCR/ABL 基因的表达率等有密切的相关性。随着酪氨酸激酶抑制剂的广泛使用，Ph 染色体在其预后中的作用尤其突出。

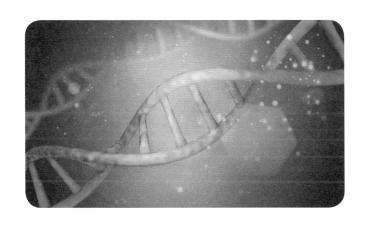

慢性粒细胞白血病由于个体差异，加之治疗方法不同，其就诊后生存期长短差异悬殊。在酪氨酸激酶抑制剂广泛使用之前，早期主要使用化疗药物治疗。白消安和羟基脲能够改善血细胞计数，缓解症状，但是不能延迟疾病进展。20 世纪 70 年代，两个完全不同的治疗方法，干扰素 α 和异体干细胞移植被用在治疗慢性粒细胞白血病患者身上，不仅达到了 Ph 染色体阴性，而且最重要的是能够延长患者的生存期。干扰素 α 诱导 Ph 染色体阴性水平占很大比例，完全细胞遗传学缓解有 10%~15% 的患者。

随后的一些临床试验比较了干扰素 α 和白消安、羟基尿素的疗效，结果显示干扰素 α 能延长中位预期寿命 6~7 年。干扰素 α 是皮下给药，并伴随一系列不良反应，比如发热、寒战等，妨碍生活质量而且很多患者不能长期使用。在干扰素 α 中加入皮下注射阿糖胞苷，可以提高达到完全细胞遗传学缓解的患者比例，但是毒性会增加。异体干细胞移植有利于患者长期生存，如果在慢性期进行移植，甚至可能达到临床治愈标准。不幸的是，治疗相关死亡率较高限制了年轻患者的移植。

由于酪氨酸激酶抑制剂的发现，使得慢性粒细胞白血病已经从不治之症转变为仅通过终生口服药就可治疗的疾病，而且能达到正常寿命。与传统的化疗相比，伊马替尼无论在总生存率及无事件生存率方面均优于传统化疗药物。研究结果显示，伊马替尼治疗的患者无事件生存率和免于疾病进展的患者率分别为 81% 和 92%。对于伊马替尼治疗失败的患者，二代或者三代酪氨酸激酶抑制剂均有着比较好的疗效，多达 40% 的患者能够达到持久完全细胞遗传学缓解。尽管在使用酪氨酸激抑制剂治疗过程中仍存在耐药和复发问题，但随着耐药和复发机制的阐明，分子检测等水平提高，更新药物不断出现，相信难治和复发性慢性粒细胞白血病的治疗将会取得重大突破。

慢性粒细胞白血病患者多因急变而病情加剧恶化，75%~85%的慢性粒细胞白血病患者在1~5年内由稳定期转入急变期，一旦急变，则预后不良，半数以上的病例在3~6个月内死亡，仅极个别病例能存活超过1年。因此，急变是慢性粒细胞白血病的终末表现。

慢性淋巴细胞白血病

慢性淋巴细胞白血病是B细胞慢性淋巴增殖性疾病最常见的一种类型，为成熟B细胞肿瘤，以单克隆、成熟的CD5+B淋巴细胞在外周血、骨髓和肝脾进行性积聚为特征。慢性淋巴细胞白血病患者的中位生存约10年，但不同患者的预后呈高度异质性，一些患者无明显症状、病情进展缓慢，可长期生存，甚至可能自发缓解；另外一些则进展快，即使积极治疗，总生存时间也小于3年。早期用于判断慢性淋巴细胞白血病预后的参数主要为疾病临床分期（Rai/Binet分期）、外周血淋巴细胞计数、淋巴细胞倍增时间、骨髓浸润模式等。近年来，随着免疫学、细胞 / 分子遗传学及分子生物学的进展，慢性淋巴细胞白血病预后因素的研究进展迅速，但到目前为止国际上还没有一个统一的预后标准。

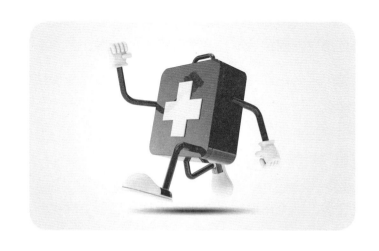

遗传学异常与预后　　慢性淋巴细胞白血病患者的细胞由于能力常规核型分析经常失败，荧光原位杂交（FISH）是最常用的染色体异常检测技术。FISH 发现最常见的染色体异常是 13q14 缺失，大约占 50%。此外，12 三体、11q12-q23 缺失(ATM 基因缺失)和 17p13 缺失(P53 基因缺失)也较为常见。各种细胞遗传学异常亚型中，P53 缺失患者预后最差。P53 基因缺失或突变见于半数 Richter 综合征和 B 幼稚淋巴细胞白血病，提示 P53 基因异常可能是慢性淋巴细胞白血病患者病程中获得性改变。P53 基因是否缺失为临床治疗方案的选择提供指导。

ZAP-70 ZAP-70 是一种 70KDa 蛋白酪氨酸激酶（PTK），在正常 T 细胞和 NK 细胞中表达，而正常 B 细胞缺乏。ZAP-70 在脾酪氨酸激酶（SYK）缺陷的慢性淋巴细胞白血病的 B 淋巴细胞中，能代替 SYK 重新构建 B 细胞受体（BCR）信号传导通路，从而发挥其刺激淋巴细胞生长、增殖及癌变的生物学效应。ZAP-70 的表达与慢性淋巴细胞白血病的预后相关，ZAP-70 高表达的慢性淋巴细胞白血病患者其生存时间明显短于 ZAP-70 低表达者。

免疫球蛋白重链可变区突变 约 50% 的慢性淋巴细胞白血病患者的免疫球蛋白重链可变区（IGHV）基因发生体细胞突变，IGHV 基因突变已被公认为慢性淋巴细胞白血病重要的独立预后因素之一。依据 IGHV 基因是否发生体细胞突变可将慢性淋巴细胞白血病划分为 2 种亚型：IGHV 无突变型起源于生发中心前 B 细胞，病情进展快，生存期短；IGHV 突变型起源于生发中心后 B 细胞，病程进展缓慢，生存期较长。

基因突变　一代测序的应用为慢性淋巴细胞白血病分子遗传学的研究提供了极大的便利。通过对慢性淋巴细胞白血病细胞全外显子测序，研究者们鉴定出了 NOTCH1、XPO1、MYD88、KLH6、P53 等在慢性淋巴细胞白血病中出现的基因突变。其中一些基因突变与细胞生物学功能的改变相关，目前，数据显示具有 P53 和 NOTCH1 突变的患者预后差。

慢性淋巴细胞白血病是一种异质性很强的白血病，如何从众多的慢性淋巴细胞白血病患者中将一群病情进展迅速、侵袭性强、预后差的患者及时筛选出来，给予更积极有效的治疗，以延长这些高危患者的生存期，是慢性淋巴细胞白血病研究的一个重点。

复发

目前，随着白血病化疗药物的不断应用和支持白血病治疗的水平不断提高，白血病患者的生活质量及存活时间均有了明显的提高，但是我们也要清楚地看到，仍有一部分患者在临床治疗后疾病会复发。白血病的复发困扰着广大的白血病患者及其家属，给白血病患者的治疗带来了极大的挫败感。为什么白血病会复发？身体出现怎样的不适提示白血病的复发？白血病复发还可以治疗吗？带着这一系列的问题，我们一起来了解关于白血病复发的相关知识。

为什么白血病会复发

白血病复发的机制相当复杂，目前没有统一的认识。根据目前科学家的研究，白血病的复发可能与以下几点有关。

残留白血病细胞　我们知道，人体有着非常巨大的细胞数目。仅拿白细胞来试算，一个健康成人假如按 6L 血液计算，每升血液中有 5×10^9 个，即 500 亿个白细胞，人体总共有 3000 亿个白细胞。一般白血病患者初发病时的癌细胞比例为 80% 或更高，加上骨髓内病理性增殖的部分，其体内的白血病细胞可以高到万亿个。通过化疗等一系列的治疗，患者体内大部分白血病细胞被分化或杀灭了，但是在患者体内仍然可以有几千万甚至几亿个残留白血病细胞。在持续缓解几个月之后，患者机体内分布在一些"角落"的癌细胞仍然很难彻底清除。即使长期缓解之后，残留的微小白血病细胞犹如未孵化出来的幼虫，仍然有很多，而且很难清除。即使它们只剩万分之一，一旦成熟，不断繁殖，还会引起复发。同时它们在繁殖的早期，可以没有任何明显的身体不适，即使检验骨髓和外周血也不一定能验得出它们。这就使得患者容易麻痹大意，没有及时的复查或者治疗，待到有明显复发症状时，一个人身上的白血病细胞数量已经非常巨大了。

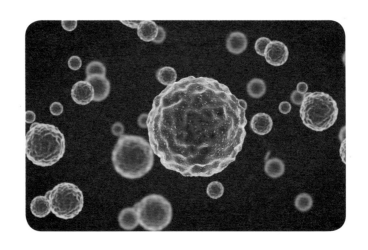

机体庇护所　我们体内部分器官，有着起到保护作用的天然屏障，比如脑、睾丸等器官，一般药物难以进入。化疗药也无法或者只能少量进入到这些组织中，这些残留在脑或者睾丸里的白血病细胞就成了白血病复发的"基石"。

化疗耐药　化疗耐药就是白血病细胞能抵制化疗药的毒性，保护自身不被杀灭。我们上面提到过，在体内某些部分，仍然残留着少量的白血病细胞，这些白血病细胞是长期化疗后幸存下来的，对化疗耐药，常规的药物难以杀死，待一定时间繁殖后就会引起复发。

身体出现怎样的不适提示白血病的复发

在前面的章节我们了解到，白血病患者由于骨髓被大量的白血病细胞占领，自身正常造血无法进行，就会出现红细胞下降，血小板下降及正常有用的白细胞下降等临床表现，红细胞下降就会引起白血病患者出现头晕乏力，严重的甚至出现胸闷气促；而没有正常的白细胞就会出现严重的感染，造成反复的发烧、咳嗽咳痰、牙龈肿痛等身体不适；血小板的下降则会引起皮肤出血，牙龈出血，严重的可能出现脑出血等，出现生命危险。白血病的复发也常常出现这些症状，如果恢复治疗一段时间后，再次出现反复的乏力，鼻子或者牙龈出血，反复发烧，这个时候就必须立即到专业的医院进行系统的检查，排除白血病复发的可能。

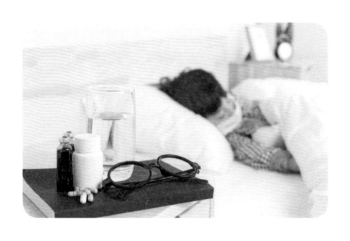

部分白血病复发的患者，没有上述不适，代替出现的常常是某一部位的肿块，这个时候，白血病患者也不能粗心大意。我们知道，白血病除了引起血液的改变，也可以局部浸润引起肿块，这个时候也需要及时去检查清楚。

白血病复发后的治疗

白血病的复发给白血病的治疗造成了极大的困难，也给白血病患者及其家庭带来沉重的经济压力。随着科学技术的进步，白血病复发的患者仍有治愈的机会。对于部分复发的白血病患者，可以再次使用原来的化疗药物治疗，我们熟悉的急性早幼粒细胞白血病，通过系统地使用砷剂和维 A 酸治疗，绝大部分患者均可以治愈，即使是极少数复发患者，再次使用砷剂和维A酸治疗，仍有较好的疗效。还有一部分复发的白血病患者，可以通过改变化疗药物来治疗，这部分患者最终可能需要通过干细胞移植才能治愈。近年来，随着细胞治疗的兴起，部分复发白血病患者得到了良好的治疗，通过对部分患者进行 CAR–T 等细胞治疗，同时再进行干细胞移植，可以达到非常好的治疗效果。

我们有理由相信，在不久的将来，白血病的复发将不再成为一个影响白血病患者存活的难题。

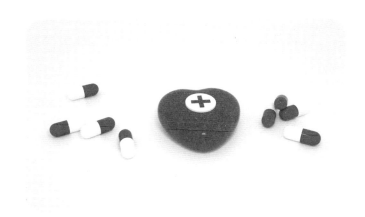

白血病治疗后的护理

　　白血病临床治疗以多药联合化疗为主，化疗药物会清除骨髓内白血病细胞及正常造血细胞，这将导致化疗后出现骨髓造血功能抑制。骨髓抑制，是指骨髓中血细胞前体的活性下降。化学治疗（Chemotherapy）、放射治疗（radiation）以及许多其他抗肿瘤治疗，都会导致正常骨髓细胞功能受抑。骨髓抑制开始时间一般为化疗结束时，一周明显下降，10 天左右降到最低，1~2 周后造血功能逐渐恢复，而在此期间（2 周左右），绝大部分患者容易出现出血、贫血、感染等并发症，不仅容易导致后续化疗难以进行，还随时可能会导致死亡。因此，加强白血病化疗后的护理，有效预防并发症，才能帮助患者减轻痛苦，度过难关，战胜疾病。

预防感染护理

感染是危及患者生命的重要原因之一。化疗后粒细胞减少或缺乏和免疫功能下降是发生感染的危险因素。粒细胞缺乏是白血病化疗中常见的不良反应，主要指各种原因引起的中性粒细胞绝对值低于 0.5×10^9/L；免疫力低下时，极易出现发热、感染等症状。粒细胞减少持续时间越久，感染的威胁越大，如果不及早治疗，感染可致命。白血病化疗患者易感染的主要机制是：

白血病细胞异常增生

化学治疗后免疫力下降

合并感染后二重感染

某些化疗药物易导致感染创面

预防感染可采取以下护理措施：

保护性隔离　当白细胞低于 4.0×10^9/L 时，患者须戴口罩，避免到人多的公共场所，减少探视时间和次数，病房每日通风两次。有条件的话应与其他患者分室居住，以免交叉感染。

当白细胞低于 $0.5 \times 10^9/L$ 时，患者粒细胞及免疫功能明显低下，可选择住单人病室，有条件者置于超净单人病室、空气层流室或单人无菌层流床。定时对空气和地面进行消毒，严格限制探视者的人数及次数，医护及家属接触患者之前一定要认真洗手，严格遵照医嘱，给予对症处理。

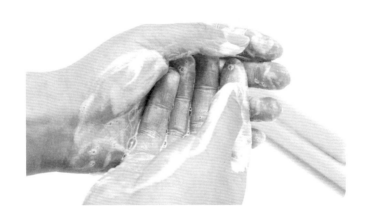

注意个人卫生　请保持口腔清洁，进食前后用温开水或口泰液漱口。宜用软毛牙刷，血小板低于 $10 \times 10^9/L$ 时，只能漱口或进行口腔护理，不可用牙刷刷牙，以免损伤口腔黏膜引起出血和继发感染。每日勤换衣裤，随脏随换。保持大便通畅及便后肛门清洁，可用 1：5000 高锰酸钾温水坐浴，必要时按医生要求进行物理治疗。

　　饮食要求　　化疗后的骨髓抑制期要尽量吃干净新鲜的食物，避免吃隔夜的食物，同时因血小板减少，要吃软食，避免带骨头、带刺或过硬的食物。对于食欲减退、胃肠道反应较为严重的患者，鼓励少食多餐，多进食低脂、高蛋白、多维生素和易消化的食物，避免进食油腻、辛辣、高盐及其他重口味食物。可以多食用红米、红豆、黑豆、花生、红枣等煮的稀饭。多和经管医生沟通，配合医生的治疗，注意每一轮化疗方案实施时，饮食要求也可能会有所不同。

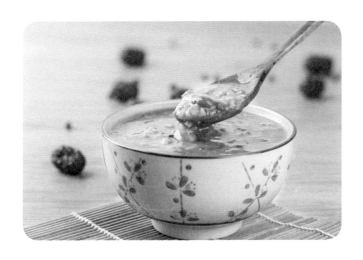

用药护理　　遵医嘱规范使用抗感染、止血、升白细胞等药物，注意观察用药不良反应，如有不适及时告知医务人员。

　　预防出血护理

　　化疗后，因骨髓抑制造成体内血小板的数量减少，而血小板的主要作用就是止血凝血。当人体内的血小板减少时，皮肤上可能就会不同程度的出血点，甚至没有外部撞击或其他伤痕的时候也会出现颅脑、皮肤、会阴、眼部、鼻腔、口腔等处流血和出血。出血如果不及时治疗也可能会致命，预防出血可采取以下护理措施：

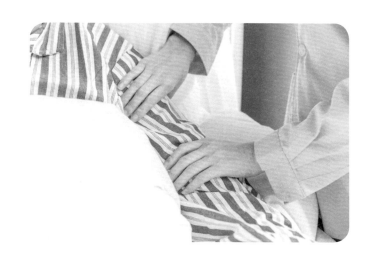

观察重点　注意观察患者有无出血倾向，如出现穿刺点瘀青、皮肤瘀点、眼睑膜充血，头晕、头痛、意识模糊等症状时，应及时报告医务人员。护士也会每日观察患者眼部、鼻腔、口腔、皮肤黏膜、瞳孔、意识等情况，有出血倾向则会及时报告经管医生。对于侵入性的操作要慎重，如行静脉穿刺输液或抽血时，务必长时间按压（按压时间 15 分钟以上），避免局部出血。此外，医护人员会不定期抽血检查患者血象情况，以便了解患者血常规动态。

输血要点　化疗后，当血红蛋白低于 60g/L 时，患者需要输注红细胞，但输血前需要抽交叉血，做配型试验。患者家属最好去互助献血。血液为易制敏剂，输注时容易出现过敏反应，请严格按照医务人员要求输注，不能随便调节输血速度，出现不适如寒战、胸闷、发热、手脚发麻等，应立即通知医务人员。当血小板低于 20×10^9/L 时，医生会根据患者病情考虑输血；当血小板低于 10×10^9/L 时，需要输注血小板，建议家属最好也去互助献血，输注血小板时同样需要遵守输血规范，输血第二天，需要抽血化验，做输血后疗效评估。

皮肤护理　当血小板低于 50×10^9/L 时，患者应减少活动，避免磕碰，必要时卧床休息，如有头痛、视力改变应立即报告医护人员。保持良好的心情，注意个人卫生。接受化疗治疗或生物治疗的患者都可能产生一系列的皮肤并发症，包括皮疹，皮肤干燥，色素沉着，眼部反应（如结膜炎、流泪等）。此时应让患者修剪指甲并磨皮，不抓挠皮肤，不要用碱性肥皂清洗，洗澡、泡脚水温不超过 45°C，皮肤瘙痒时，不可以涂抹酒精、碘伏等刺激性液体，避免刺激，严重时，在医生的指导下到皮肤科治疗。

用药护理 遵医嘱规范使用止血、升血小板等药物，密切观察用药后的不良反应，如有不适及时报告医务人员。

饮食护理

因化疗方案、化疗药物及个人体质不一，不同患者可出现不同程度的胃肠道反应，如恶心、呕吐等，患者应学会记录恶心呕吐发生的时间、频次及呕吐量，医生要根据这些数据，调整使用止吐药及输液量。化疗期间饮食宜清淡，不吃过甜、过油腻的食物，少量多餐。

口腔黏膜溃疡也是化疗后患者常见的不良反应，由其导致的疼痛、味觉改变、消化不良以及无法进食等继发反应是影响患者生活质量的重要原因。化疗期间，应做好口腔卫生，出现口腔溃疡需及早告诉医务人员，给予相应的治疗措施。

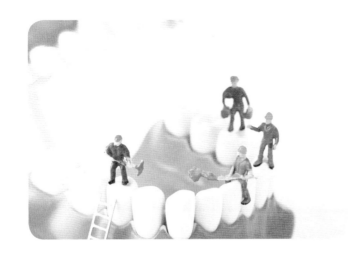

脱发护理

目前化疗依旧是抗肿瘤的主要治疗方法之一。随着化疗药物不断发展，更新换代，疗效愈加显著，但是化疗药物的副作用——脱发，一直未解决。特别是蒽环类药物，给化疗患者，尤其是年轻的女性患者增加精神上的苦恼，也有人将它称之为化疗后的第二次打击，因此做好脱发的护理很有必要。脱发可以采取以下护理措施：

脱发初	暂时性的，头发可再生
脱发时	建议剃发，戴假发、帽子及头巾
脱发后	1. 建议转移注意力，通过看书、看电视、听音乐等来放松心情 2. 注意适当休息，保证睡眠充足 3. 可与护士、医生、家人等多沟通，必要时安排心理咨询

发热护理

发热又称体温过高，当腋下温度超过 37.5℃时，可称为发热。发热常常是由于白细胞低合并感染导致的，部分药物也会引起发热。发热可采取以下护理措施：

体液平衡	多饮水，清淡饮食
室内环境	环境清洁，室温适宜，空气流通
出汗期间	1. 及时更换衣服，避免着凉 2. 保持口腔、鼻腔、肛周及皮肤清洁 3. 减少活动，适当休息
定时监测	按时监测体温，密切注意体温变化

疲乏护理

疲乏是治疗期间最常见的主观症状之一，包括全身无力或肢体沉重，情绪低落和活动减少。若自觉全身乏力，一定要告知医护人员。切记不要随意走动，注意自身安全，以免因乏力导致不必要的安全事故。请注意以下事项：

合理膳食　　　合理摄入食物，特别注意补充体液和电解质

适当锻炼　　　有规律、有计划进行适量锻炼

预防跌倒　　　入睡时将床栏打起

安排陪护　　　动作缓慢，细心陪护

预防出血性膀胱炎护理

出现血尿、尿频、尿急、尿痛、排尿灼烧感等膀胱刺激症状时，应多饮水，并将不适症状告知医务人员，医生会根据症状严重程度，给予对症处理。

预防肝肾脏毒性护理

所有化疗药物都会经过肝脏和肾脏代谢和排泄，这使得肾脏和肝脏容易受到伤害。化疗期间注意大量饮水，每日进液体量达 3000ml 以上，保证每日尿量至少在 1500~2000mL，每次小便后检查有无血尿，同时避免服用有肝肾毒性的药物，尤其是一些中药和保健药，都会不同程度地增加肝脏、肾脏负担。服用此类药物一定要在医生的指导下使用。此外脂肪肝和慢性肝炎患者也会容易出现化疗性肝损伤，前者需要清淡饮食，后者需要护肝治疗。

心血管毒性护理

心血管毒性包括心律失常、低血压、高血压、不稳定型心绞痛、急性心肌梗死等，需要定期进行心电图、超声心动图等检查。使用对心脏毒副作用大的药物时，治疗期间持续使用心电监护设备监测心律、血压变化，当出现心慌、气促、呼吸困难或头晕头痛等症状时，应卧床休息，立即告知医护人员。

神经毒性护理

多数化疗药物的神经毒性都比较低，但是长春碱类药物的主要副作用就是神经毒性，如果出现刺痛、麻木、感觉异常、皮肤对轻微的触感和针刺感减退或消失时，要及时告知医生，医生会根据情况调整用药，同时可服用营养神经的药物以缓解症状。日常生活中，为减轻神经毒性反应，患者应注意防寒保暖，可每日用45℃温水泡脚，被动活动四肢小关节。

肺毒性护理

如果在治疗过程中或者治疗间歇期，出现呼吸困难、呼吸急促、咳嗽、发绀等，请尽快告知医护人员，行 CT 判断肺部炎症情况。给予高流量氧气吸入，床头抬高 60°；有咳嗽咳痰者，应观察痰液的量、颜色、黏稠度，并遵医嘱给予相应的处理。

中心静脉导管的护理

经外周静脉穿刺中心静脉置管，是利用导管从手臂的外周静脉进行穿刺，导管直达靠近心脏的大静脉，避免化疗药物与手臂静脉的直接接触，加上大静脉的血流速度很快，可以迅速冲稀化疗药物，防止药物对血管的刺激。因此能够有效保护上肢静脉，减少静脉炎的发生，减轻患者的疼痛，提高患者的生命质量。

中心静脉导管（PICC）是一种新的静脉输液技术，有留置时间长、并发症少、提高患者生活质量等多种优点，目前已广泛应用于临床。但中心静脉导管置管成本相对较高，置管后若发生并发症会给患者造成躯体痛苦及经济上的负担，因此，做好中心静脉导管的护理尤其重要。

PICC 置管后护理重点

24小时内	1. 如实反应身体和穿刺侧肢的情况，穿刺点有少量渗血属正常现象 2. 加压包扎时，严密观察肢体血液循环情况 3. 如感到绷带过紧或过松，应及时反馈 4. 常规每 7 日进行一次更换贴膜、接头及冲管，异常情况随时更换
用管期间	1. 手臂活动幅度不能过大或太强烈，避免穿刺侧肢长时间下垂 2. 不可搓揉置管一侧肢体，禁止 360° 大甩臂及游泳 3. 置管处手臂不可提过重的物品 4. 可手握小球，做抓、松球运动，适当活动腕关节

| 带管期间 | 1. 洗澡时一定要用保鲜膜包裹穿刺部位，尽量使用淋浴
2. 贴膜严禁沾水，贴膜松动时要及时更换，以防止感染
3. 注意导管胶管、贴膜完好 |

支持性护理

支持性护理旨在提高患者的生活质量。支持性护理有助于预防或缓解急性粒细胞白血病及其引起的健康问题。所有癌症治疗不可避免地都会引起各种健康问题，这些健康问题被称为副作用。副作用取决于许多因素，这些因素包括药物类型和剂量、治疗时间和患者体质，一些副作用可能对健康有害。支持性护理并不是为了治疗癌症，而是为了提高生存质量，也被称为姑息治疗。

支持性护理可以满足许多需求，比如情绪和身体的需要，缓解症状，还可以帮助处理决策，因为患者可能面对一个以上的选择或有其他心理苦恼。支持性护理还包括帮助协调保健提供者之间的护理，组建起治疗团队，为患者设计最好的支持性护理。支持性护理是癌症治疗的重要组成部分，尤其是在积极的癌症疗法中。必要时寻求心理咨询师的帮助也是支持性护理的一部分。

　　最后，建议患者在完成了整个治疗方案后，接受随访检查，以便医生了解治疗效果如何。通过随访检查可以提早发现癌症复发的迹象。随访时期的身体检查可以使你的医生对你的健康状态更加了解，这样有利于自身健康；而对于男性，也可能包括睾丸检查。无论如何，都应正视疾病，积极配合治疗。

家属能做些什么

当您的亲人不幸患上白血病,请您记住,整个治疗过程中,请不要让他一人孤军奋战,此时此刻,他比任何时候都更需要您的支持、帮助和鼓励。作为家属,面对白血病患者,请您不要顾忌、疑惑、害怕,因为白血病是绝对不会传染的。更重要的是,家属的共同参与,家庭的齐心协力可以分担患者的痛苦,

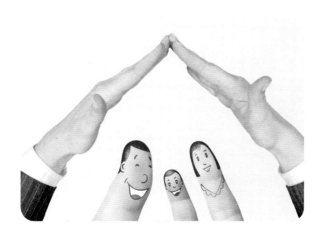

是患者支撑下去的信念和勇气。以下章节将详细介绍家属们能帮助患者做的事情。

随访检查按时查

监督患者按时化验血　各种化疗方案几乎都会影响血常规和肝肾功能，出院后请在门诊或当地医院每周复查 2 次血常规和 1 次肝肾功能检查。化验后务必请医生判断结果，行相应处理并决定复查时间。

帮助患者预约下次住院　患者出院前请询问主管医生下次化疗的时间，并仔细阅读出院记录及诊断证明书，结账后保存好发票及出院清单，医保报销需要这些资料。

陪同患者进行评效检查　通常每次化疗 2~3 周期后要进行一次评效检查。患者出院后带诊断证明书至门诊开具所有复查的检查单，分别至相应科室预约，在下次化疗前完成评效检查。检查项目基本与第一次检查项目相同，有病灶的部位是复查的重点。

准备患者下次住院用物　根据天气情况，备齐患者住院所需衣物及日用品；异地就医到当地医院开具好转诊手续，方便出院报销；将近期外院复查检查结果备齐，为医生提供诊断依据。

及时处理患者病情变化 患者出院期间如有不适，及时就诊，夜间或周末时间可至医院急诊科就诊。如病情紧急，应到就近医院就诊。

PICC 导管护理规范做

牢记"3行5不准" 可以淋浴、可以做一般的家务（扫地、洗碗等）、可以有手臂的一般活动（弯曲、伸展、吃饭、写字等）；不准盆浴泡澡，衣服袖口不宜过紧，不准做大范围的手臂旋转活动，不可做牵拉导管或随意推送导管、变动导管的活动，带管的手臂不准过度用力、提重物。

观察重点的"5个注意"

穿刺部位	注意是否发红、肿胀、疼痛、有无脓性分泌物
置管手臂	注意有无肿胀、条索等异常感觉，是否疼痛、胸闷或者心慌
导管长度	注意外露长度是否发生变化
敷料干湿	注意有无渗血或出血
导管输液	注意有无漏液或其他异常

出院带管期间请注意防止脱管，按规定时间换药，穿脱衣服动作轻柔，穿衣服时先穿置管侧手臂，脱衣服时先脱健侧手臂。

洗澡时一定要用保鲜膜将导管严密包裹，上下胶布贴紧，尽量使用淋浴。敷贴严禁沾水，千万不能弄湿。淋浴后检查敷贴有无浸湿，如有浸湿时要及时更换。

出院后也要注意手臂活动幅度不能过大或太剧烈，不可搓揉置管一侧肢体，禁止 360° 大甩臂，不可做重体力活。如感异常，出现以下异常情况，请及时就医。

穿刺点	1.渗血、渗液 2.红肿、脓液 3.压痛
导管	1.脱出或者进入 2.完全断开 3.更换敷贴时间回抽导管内无回血
接头	出现松动
贴膜	敷贴松脱或卷边
皮肤	瘙痒、其他皮疹，甚至红色条索状

患者心理常关注

家属应加强责任心、同情心，建立社会支持网，给予患者支持和安慰，以爱心与亲情的行为去关注患者的内心活动，及时给予关怀，让患者树立战胜疾病的信心。

家庭成员应对患者的某些过激行为表示理解，给予其更多的关心和体贴，用自己的语言、行为等影响和改变患者的情绪；以充沛的精力，稳定的情绪和愉快的心情照料患者，唤起患者对生活的热情和治愈疾病的信心。

合理安排患者的生活，分散其注意力，在患者的生活中增加一些娱乐活动，如下棋、看书、听音乐等。有研究表明患者心理素质与情绪可直接影响临床治疗效果。

饮食护理多注意

食物供给以高热量、高蛋白、高维生素为主，以易消化为原则，如牛奶、鱼、瘦肉、蛋类、绿叶蔬菜、水果等，少食刺激性食物，鼓励患者多饮水，饮水量每日不少于2000mL，并注意饮食卫生，保持大便通畅。调节饮食的色香味以增进患者的食欲，保证机体所需热量。

对胃肠道反应重的患者，注意调节饮食，给予清淡易消化的半流或流质饮食，少食多餐，禁食辛辣、粗硬油炸食物，加强营养，增强机体抗病能力。

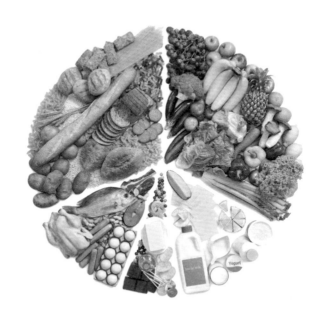

注意休息，加强营养，预防感冒，定期复查血常规。

增加康复锻炼知识，饮食要求，指导患者学会自我观察、自我防护，避免接触有害物质。

应督促患者遵医嘱用药，勿擅自停药或滥用药物，定期强化、巩固及维持治疗，定期复诊，发现病情变化应督促患者及时就诊。

如何提高白血病患者的生存质量

当得知不幸身患白血病时，医务人员和患者家属一样，会一直牵挂着患者的病情，在此谈一谈肿瘤的康复问题，希望对肿瘤患者有所帮助。

乐观的心态

不要自责 肿瘤的发病原因至今仍未查明，它是环境因素、生活方式、遗传因素共同作用的结果。患肿瘤不是你本人的错误，也不是你不善良，人的生命与人性善恶没有任何关系。

乐观面对 当你被肿瘤恶魔缠身，的确是非常的不幸，但是多想想那些比自己更不幸的人，增强自己生活的勇气。有人说"三分之一的肿瘤患者是被吓死的"，此话说得非常有道理，比肿瘤本身更可怕的是自己吓唬自己。事实上，肿瘤并没有想象的那么可怕。既来之，则安之，坦然面对最好。治疗肿瘤既靠医生，更靠自己；既靠药物，更靠意志。

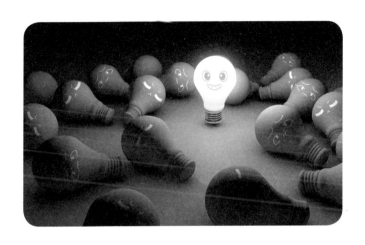

积极治疗

肿瘤的主要治疗方法如手术、放疗、化疗，都比较辛苦，但是它们是目前治疗肿瘤最好的方法。为了避免长痛，不妨忍受短痛。肿瘤手术与普通手术几乎没有差别，它的创伤不会更大，对人体的影响也不会更多。放疗、化疗的确会有一些副作用，比如化疗的副作用一般在治疗后数小时内出现，5天左右消失，出现快，消退也快；放疗的副作用出现较晚，持续时间也较久，但并非不能忍受，绝大多数的患者都可以完成治疗。对肿瘤治疗，要避免两种心态：一是太轻视，认为自己现在没事，能吃能喝，行动自如，不像患者，不治疗没有关系。现在没有事情，并不是肿瘤不存在，而是有一个发展过程，等到出现很多症状时再来治疗，就可能为时已晚。二是太重视，认为手术越大越好，切得越多越好，认为化疗越久，肿瘤细胞就越少，所以主动要求医生增加疗程，增加剂量。这两种心态都是不利于病情恢复的。治疗方案不妨多听听医生的意见，然后再做选择与决定。

回归社会

肿瘤治疗的一个重要内容是心理治疗。重返社会，即回到生病前的工作、生活中去，目的是通过正常的工作生活，转移患者的自我肿瘤注意力，忘掉自己是肿瘤患者。培养自己的兴趣，为自己设立一个目标，把自己的注意力集中在一个感兴趣的地方，这样有助于肿瘤康复。然而现实中，很多患者发现肿瘤后就停职在家休息，患者家属出于关心患者，也要求患者辞职回家，其结果适得其反，反而不利于患者恢复。重返工作要注意劳逸结合，体力劳动太重、工作压力太大、职业挑战太强，对肿瘤患者同样是一个不利因素。

按时复诊

治疗后，要定期复查，以便早期发现复发和转移，及时治疗。体重是一个简单方便观察的参数。体重进行性下降是一个不好的预兆。

合理营养

肿瘤患者的营养支持在日常生活中要注意：

适度节制饮食　七八分饱即好，俗话说："每顿少吃一两口，轻松活到九十九。"

增加蛋白质摄入量　肿瘤患者原则上应该增加蛋白质摄入量，推荐每天 1~2 个鸡蛋。动物肉内含丰富的优质蛋白质，营养价值优于植物蛋白质，我们应该少吃红肉（四条腿的动物，如猪马牛羊），少吃加工肉（香肠，腌肉，火腿等），多吃白肉（没有腿的动物，如鱼）；每周推荐吃白肉 2~4 次，每次 50~100g（1~2 两）。

增加果蔬　　水果蔬菜内含有丰富的维生素、矿物质、抗氧化剂。推荐每日进食 5 种果蔬（相当于 5 个水果，如苹果、橘子、香蕉等，或 500g 蔬菜）。

增加谷物　　谷物包括大米、玉米、高粱、大麦、小麦、黑麦、燕麦等。它们含丰富的维生素，抗氧化物质。由于谷物的微量营养素在加工过程中会严重破坏，所以谷物不宜精加工，提倡食不厌粗，粮不厌杂。

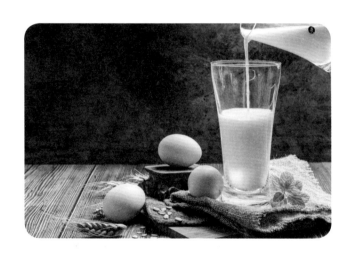

良好的生活方式

运动对肿瘤患者有多方面的帮助，如减轻过多的体重，改善代谢状况，提高身体免疫，防止肌肉减少，减轻治疗毒副反应，提高生存质量，减少复发和转移，延长生存时间等。2010年，美国运动医学学院推荐肿瘤患者每周至少进行 5 次中等至剧烈的运动，每次 30~60 分钟。但是要根据患者的体力状态及肿瘤分期情况进行，最低要求是每周至少一次 30 分钟以上的中等运动。日常基本体力活动不能代替体育运动。

改变习惯

肿瘤是一种与生活方式相关的疾病，通过改变生活习惯可以预防疾病。

烟草对肿瘤患者有百害而无一利，要严格控制。

少量饮酒虽然有助于改善心血管疾病，没有心血管疾病的肿瘤患者最好不饮酒。

绿茶是国际公认的健康饮品，其中的茶多酚具有多方面的保健作用，如抗炎症、抗氧化、改善代谢等，对肿瘤患者具有重要的保护作用。由于绿茶中的茶多酚具有刺激胃酸分泌的作用，空腹饮茶可能会引起胃痛，所以推荐饭后喝茶；茶多酚还有兴奋作用，晚上饮茶可能会影响睡眠，故建议白天饮茶。

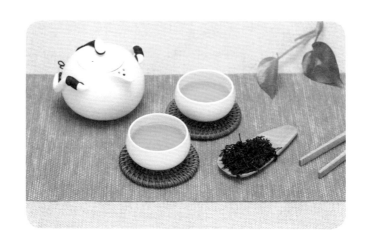

新生
解密白血病

　　白血病是严重威胁人类健康的血液系统恶性肿瘤，在不同年龄段均可发生，是儿童、青少年最常见的恶性肿瘤。我国白血病的发病率为2.76/10万，随着环境污染加重、饮食结构改变等因素，发病率逐年上升。然而值得欣慰的是，死亡率逐年下降，这得益于医学技术的迅速发展及医疗水平的提高。

　　本书主要涵盖了白血病的基础知识、诊断、治疗、家庭护理等一系列内容，以通俗易懂的语言将治疗白血病过程中晦涩难懂的知识介绍给读者，力求帮助患者尽早摆脱白血病的魔爪，重获健康。